Anaesthesiology and Resuscitation
Anaesthesiologie und Wiederbelebung
Anesthésiologie et Réanimation

34

Venendruckmessung

Bericht über das Hanns Baur-Gedächtnis-Symposion am 13. und 14. Oktober 1967 in Mainz

Herausgegeben von

M. Allgöwer · R. Frey · M. Halmágyi

Mit 39 Abbildungen

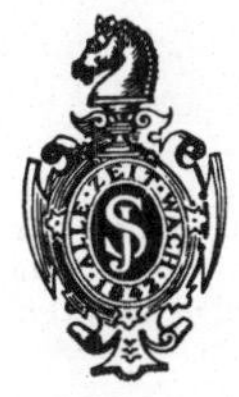

Springer-Verlag Berlin Heidelberg New York 1969

ISBN-13:978-3-540-04406-2 e-ISBN-13:978-3-642-46149-1
DOI: 10.1007/978-3-642-46149-1

Titel-Nr. 7390

Vorwort

Die Messung des zentralen Venendrucks bei Patienten im Schock hat in letzter Zeit immer größere diagnostische Bedeutung gefunden.

Während die klinischen Schockzeichen (wie Bläße, cyanotische Haut, kalter Schweiß, niedriger Blutdruck und erhöhte Pulszahl, sowie die Einschränkung der stündlichen Urinausscheidung vorwiegend den Funktionszustand des Hochdrucksystems widerspiegeln, zeigt der zentral-venöse Druck den Funktionszustand der Kapazitätsgefäße des „Niederdrucksystems" an und erlaubt Rückschlüsse auf den Füllungszustand des Kreislaufes.

Die Größe des zentralen Venendrucks ist jedoch mehrdeutig, insbesondere, wenn cardiale Komponenten darauf einen zusätzlichen Einfluß nehmen.

Die Sektion „Venendruckmessung" des Mainzer Symposions vom 13. und 14. Oktober 1967 hatte die Aufgabe, die methodischen und diagnostischen sowie differential-diagnostischen Probleme auf diesem Gebiet zu klären. Der vorliegende Band stellt einen zusammenfassenden Bericht über diese wissenschaftliche Sitzung dar.

Weitere Berichte des Mainzer Symposions, die ebenfalls in dieser Reihe erschienen sind:
Hypoxie, Grundlagen und Klinik, und
Kohlenhydrate in der dringlichen Infusionstherapie.

Mainz, Juli 1968 — Die Herausgeber

Inhaltsverzeichnis

Filmvorführungen

Verzeichnis der Referenten

BACH, H. G., Prof. Dr., Frauenklinik der Universität Heidelberg

BUCHER, M., Dr., Chirurgische Universitätsklinik Homburg/Saar

BURRI, C., Dr., Chirurgische Universitätsklinik Bürgerspital, Basel (Schweiz)

ENDERLIN, F., Dr., Chirurgische Universitätsklinik Bürgerspital, Basel (Schweiz)

FEURSTEIN, V., Dozent Dr., Anaesthesieabteilung der Landeskrankenanstalten, Salzburg (Österreich)

GIGON, J. P., Dr., Chirurgische Universitätsklinik, Bürgerspital, Basel (Schweiz)

GRANDJEAN, T., Dr., Kardiologisches Laboratorium der Medizinischen Universitätsklinik Lausanne (Schweiz)

GRUBER, U., Dr., Chirurgische Universitätsklinik, Bürgerspital, Basel (Schweiz)

HAHN, C., Dr., Kardiologisches Laboratorium der Medizinischen Universitätsklinik Lausanne (Schweiz)

HALMÁGYI, M., Priv.-Doz. Dr., Institut für Anaesthesiologie der Universität Mainz

HENLEY, J., M. D., Ass. Prof. of Anesthesiology, Columbia University, 552 Riverside Drive, New York, N. Y. (USA)

IKEDA, K., M. D., Department of Anesthesia, Faculty of Medicine, University of Tokyo, Hongo, Tokyo (Japan)

JOHN, E., Dr., Anaesthesieabteilung des Krankenhauses Nordwest, Frankfurt/M.

KATAOKA, I., M. D., Department of Anesthesia, Faculty of Medicine, University of Tokyo, Hongo, Tokyo (Japan)

KEIL, H. R., Dr., I. Chirurgische Abteilung des Allgemeinen Krankenhauses Hamburg-Barmbek

KIRCHNER, E., Prof. Dr., Anaesthesieabteilung der Medizinischen Hochschule Hannover

KUHN, W., Dr., Universitätsfrauenklinik Heidelberg

LANGREHR, OMR, Dr., Anaesthesieabteilung des Zentralkrankenhauses Bremen-Nord, Bremen-Blumenthal

LUTZ, H., Priv.-Doz. Dr., Abteilung für Anaesthesiologie der Chirurgischen Universitätsklinik Heidelberg

OCKENGA, TH., Priv.-Doz. Dr., II. Medizinische Klinik und Poliklinik der Universität Mainz

OKADA, K., Prof. M. D., Department of Anesthesia, Faculty of Medicine, University of Tokyo, Hongo, Tokyo (Japan)

PABST, K., Dr., II. Medizinische Klinik und Poliklinik der Universität Mainz

PFLÜGER, H., Prof. Dr., Anaesthesieabteilung des Krankenhauses Nordwest, Frankfurt/M.

RIECKEN, I., Dr., Anaesthesieabteilung des Zentralkrankenhauses Bremen-Nord, Bremen-Blumenthal

STOECKEL, H., Dr., Abteilung für Anaesthesiologie der Chirurgischen Universitätsklinik Heidelberg

TANAKA, S., M. D., Department of Anesthesia, Faculty of Medicine, University of Tokyo, Hongo, Tokyo (Japan)

WOLF, CH., M. D., Ass. Prof. of Anesthesiology, Columbia, University, 552 Riverside Drive, New York, N. Y. (USA)

WOLFF, G., Dr., Chirurgische Universitätsklinik, Bürgerspital, Basel (Schweiz)

Physiologie und Pathophysiologie des zentralen Venendruckes

Von **H. Lutz** und **H. Stoeckel**

Aus der Abteilung für Anästhesiologie, Chirurgische Universitätsklinik Heidelberg
(Vorstand: Prof. Dr. O. H. Just)

Schon 1733 hat Stephen Hales [16] erstmals direkte Messungen des Venendruckes mit einem Glasrohr in der Vena jugularis verschiedener Tierarten durchgeführt (Abb. 1). Seine Untersuchungsergebnisse stimmen recht genau mit den heute unter weit besseren technischen Voraussetzungen ermittelten Werten überein. Es vergingen jedoch nahezu 200 Jahre, ehe dieses Untersuchungsverfahren – zunächst noch unblutig – durch Frey [8], v. Basch [2] und v. Recklinghausen [24] zwischen den Jahren 1902 bis 1906 am Menschen angewandt wurde.

42 *Hæmaſtatics.*

The Several Animals.	Weight of each.	Height of the Blood in the Tube from Jugul.	Height of the Blood in Tubes fixed to Arteries.	Capacity of the left Ventricle of the Heart.	Area of the Orifice of the Aorta.	Velocity of the Blood in the Aorta.
	Pd. Ou.	Inches.	Feet Inch	Cub. Inches.	Square Inches.	Feet Inch in a Minute.
Man	160	On ſtraining.	7 6	1.659	0.4187	74.6
				3.318		149.2
Horſe 1ſt			8 3			
2d			9 8			
3d	825	12 52	9 6	10.	1.036	86.7
Ox	1600			12.5	1.539	76.95
Sheep	91	5½ 9	6 5½	1.85	0.172	174.4
Doe			4 2	9	0.476	
Dogs 1ſt	52	0 6	6 8	1.172	0.196	143.1
2d	24	5 7	2 8	1	0.185	130.9
3d	18	5	4 8	0.633	0.118	127.4
4	12 8	4	3 3	0.5	0.101	120
5		4 6	at crural Arter.	1.25	0.210	143
6	31				0.196	
7	43		6 8	1.172	0.179	156.5
8			6 6	Tube fixed to the crural Artery.		

Abb. 1. Erste Venendruckmessungen von Stephen Hales bei verschiedenen Tierarten. Publiziert in "Statical Essays containing Haemastaticks", London 1733

Die erste direkte Messung des peripher-venösen Druckes beim Menschen geht auf MORITZ und v. TABORA [22] zurück, die ihre Ergebnisse 1910 publizierten. Heute ist die Venendruckmessung fast eine Routinemaßnahme und gilt als klinisch wertvoller hämodynamischer Parameter, insbesondere zur Erkennung und Behandlung hypo- und hypervolämischer Situationen, sowie einer Rechtsinsuffizienz des Herzens.

So ist auch die Zahl der Veröffentlichungen über den Venendruck in den letzten 10–15 Jahren sprunghaft angestiegen, nachdem die physiologischen Grundlagen vor allem durch BURCH [14], LANDIS und HORTENSTINE [20], SJÖSTRAND [27], GUYTON [14, 15], BRECHER [3], GAUER [9–13], KRUG und SCHLICHER [19] u. a. erarbeitet worden waren.

Im deutschsprachigen Schrifttum gebührt besonders O. H. GAUER das Verdienst, die Bedeutung des venösen Gefäßabschnittes für die Kreislaufregulation bei definierten Blutvolumenänderungen herausgestellt und bei kreislaufgesunden Versuchspersonen unter standardisierten Bedingungen exakt gemessen zu haben.

Damit trat neben dem klassischen anatomisch ausgerichteten Einteilungsprinzip in Körper- und Lungenkreislauf ein anderes mehr funktionell orientiertes System in den Vordergrund. Es faßt den gesamten venösen Kreislaufabschnitt bis zum diastolischen linken Ventrikel unter dem Begriff „Niederdrucksystem" zusammen und stellt dies dem arteriellen System des Körperkreislaufs gegenüber. Trotz der morphologischen Heterogenität erscheint es berechtigt, für das Niederdrucksystem eine funktionelle Einheit zu postulieren, da hier nicht nur die gemessenen Drucke erheblich niedriger sind, als in den Arterien des Körperkreislaufs, sondern auch das gemeinsame Regelprinzip die Volumenregulation darstellt. Dabei stellt das rechte Herz vom Standpunkt der Druckvolumenbeziehung bei gesundem Kreislauf unter Ruhebedingungen keine Schranke dar.

Funktionelle und hämostatische Vorgänge im Niederdrucksystem lassen sich nun recht gut mit Druckveränderungen erfassen, die in diesem Bereich wirksam werden. Ein besonders empfindlicher Parameter ist dabei der zentrale Venendruck. Physiologie und Pathophysiologie des zentralen Venendruckes aber sind so eng mit dem Niederdrucksystem verbunden, daß ein kurzer Überblick über diesen Kreislaufabschnitt angebracht erscheint.

Die Physiologie des Niederdrucksystems wird beherrscht durch den hämostatischen Anteil der Kreislaufmechanik, dessen Aufgabe es ist, Gesamtblutvolumen und Gefäßkapazität aufeinander abzustimmen. Von grundlegender Bedeutung ist dabei, daß das Niederdrucksystem den weitaus größten Teil des Blutvolumens enthält, nämlich 80–90% innerhalb der Venen und der Pulmonalgefäße während nur 15–20% innerhalb der Arterien zirkulieren (Abb. 2). Umgekehrt ist der für die Blutströmung entscheidende Strömungswiderstand des Venensystems wesentlich kleiner als der des arteriellen Systems. Diese Gesetzmäßigkeit besitzt schon anatomisch ihr entsprechendes Äquivalent; denn im Vergleich mit den arteriellen Blutgefäßen sind die Venen erheblich dünnwandiger angelegt, so daß eine etwa 200mal größere Dehnbarkeit resultiert. Infundiert man z. B. 1000 ml Blut intravenös, so erscheinen nur 5 ml im arteriellen Windkessel, die restlichen 995 ml verbleiben im Niederdrucksystem. Unter normalen Bedingungen ist das Gesamtblutvolumen in einer bestimmten, offenbar weitgehend konstant gehaltenen Weise an die Kapazität des Gefäßsystems angepaßt. Durch die Tätigkeit des Herzens wird aus dem statischen Gleich-

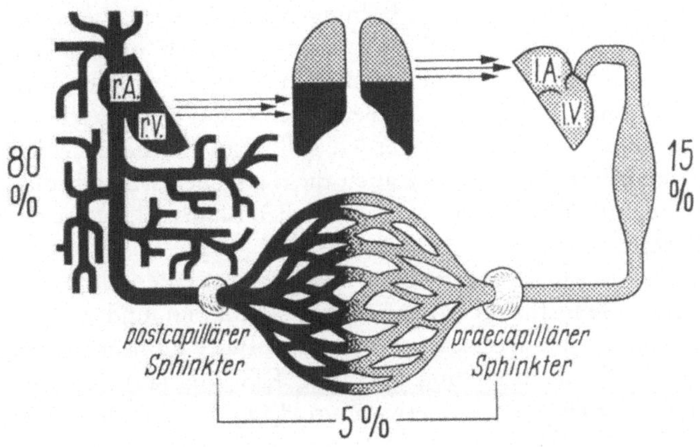

Abb. 2. Verteilung des Blutvolumens in den einzelnen Kreislaufabschnitten. Das Widerstands-Hochdrucksystem enthält 15 %, das Mikrozirkulationssystem 5 % und das Niederdrucksystem 80 % des Blutvolumens

gewicht des ruhenden das dynamische oder Fließgleichgewicht des lebenden Kreislaufs. Das heißt: Der Druck in den Venen fällt, während er in den Arterien ansteigt. Der Venendruck muß demnach unter normalen Bedingungen tiefer liegen, als der von Starr (25) gemessene normale mittlere Gefäßfüllungsdruck – der sogenannte mean systemic pressure – der mit etwa 7,6 cm H_2O ermittelt wurde.

Es ist vor allem das Verhältnis Blutvolumen zu Elastizität des Venensystems – die Capacitance –, das den Venendruck bestimmt. Nach Guyton sind die wichtigsten Determinanten des peripheren Venendruckes Blutvolumen, Kapazität des Venensystems und die sogenannte Capacitance, die ausgedrückt als $\Delta V/\Delta P$ definiert ist, als Volumenänderung des Systems pro Einheit der Druckänderung und damit ein Maß für die Elastizität des Systems darstellt. Ändert sich der Venendruck, so ist dies vor allem auf

Änderungen der Blutmenge, aber auch auf eine unzureichende Förderleistung des Herzens, die Zunahme des Gefäßtonus der Venen oder andere Faktoren zurückzuführen. Hierbei ist der zentrale Venendruck dem Blutvolumen direkt und der Förderleistung des Myokards – myocardial competence – umgekehrt proportional.

Es dürfte nunmehr zweckmäßig sein, die am Venendruck wirksamen Faktoren etwas eingehender zu betrachten. Blutvolumenveränderungen besitzen einen wesentlichen Einfluß auf das Verhalten des Venendruckes. Die Elastizität des Venensystems ist hingegen so beschaffen, daß große Volumenveränderungen nur relativ geringe Druckänderungen bewirken. GAUER konnte zeigen, daß unter bestimmten Bedingungen, z. B. bei langsamen Verminderungen oder Erhöhungen des Blutvolumens ein nahezu paralleles Verhalten der Drucke im rechten Vorhof und in der Arteria pulmonalis resultiert. Der Druck im linken Vorhof reagiert sogar wesentlich empfindlicher auf diese Volumenverschiebungen, ein Verhalten, das später noch einmal beleuchtet werden soll. Eine wesentliche Erkenntnis dieser Untersuchungen war aber auch die Tatsache, daß sich die venösen Druckveränderungen noch vor jeder arteriellen Blutdruckänderung bemerkbar machten.

Unter den von GAUER geprüften Bedingungen einer Blutentnahme beziehungsweise Transfusion von maximal 30 ml/min und einer relativen Blutvolumenänderung von ca. $\pm$ 10% des Blutvolumens (entsprechend 8,1 ml/kg KG Transfusion und 6,5 ml/kg KG Aderlaß) änderte sich der zentrale Venendruck linear um etwa 7 cm H_2O pro 1000 ml Volumenänderung.

Wurden dagegen raschere Blutvolumenveränderungen durchgeführt, traten größere initiale Druckänderungen auf, die sich jedoch innerhalb von 10–15 min wieder ausglichen.

In Hundeversuchen, in denen die Veränderungen des Blutvolumens auf $\pm$30% ausgedehnt wurden, wird von GAUER gleichfalls für den gesamten Bereich eine approximativ lineare Druck-Volumen-Charakteristik angegeben (Abb. 3). Bei näherer Betrachtung der Kurve fällt jedoch auf, daß bei Volumenveränderungen von 20% des Blutvolumens und mehr der Anstieg bzw. Abfall des zentralen Venendruckes geringer ist. Ähnliche Ergebnisse sind auch von WARREN und Mitarb. [29] veröffentlicht worden.

Die Aufstellung einer allgemeingültigen Korrelation zwischen Blutvolumen und Venendruck ist aber nur schwer möglich, weil das Blutvolumen selbst eine inkonstante Größe im menschlichen Organismus darstellt. Es unterliegt nicht nur konstitutionellen und geschlechtlichen Einflüssen, es ändert sich auch bei Lagewechsel, z. B. beim Übergang vom Liegen zum Stehen, weil in den langgestreckten Gefäßbahnen hydrostatische Drucke auftreten, die zum Wasseraustritt im Kapillarbereich und damit zur Volumenabnahme führen. Umgekehrt nimmt dann beim Liegen das Blutvolumen durch Wassereinstrom wieder zu.

Alle diese Veränderungen sind möglich, weil der venöse Anteil des Kapillarbereiches in enger Beziehung zum interstitiellen Flüssigkeitsraum steht. Dieser Raum ist aber etwa doppelt so groß wie das Blutvolumen und kann funktionell dem Niederdrucksystem zugerechnet werden.

Jahreszeitliche Schwankungen des Blutvolumens sind bekannt, Temperatureinflüsse möglich. Schließlich führen auch Herzfehler zu einer beträchtlichen Erhöhung des Blutvolumens.

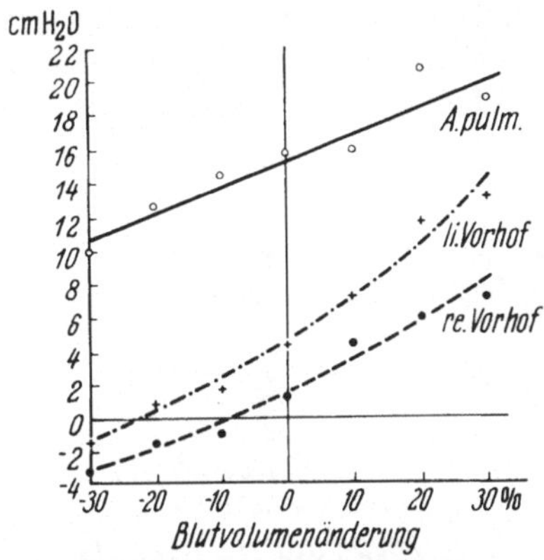

Abb. 3. Verhalten der Drucke in der Art. pulmonalis, im linken und rechten Vorhof bei Blutvolumenänderungen von ±30 % bei 15 Hunden (Henry, Gauer und Sieker, Circul. Res. 4, 91, 1956)

Somit wird verständlich, daß der absolute Aussagewert der Beziehung Venendruck zu Blutvolumen, insbesondere auch unter klinisch pathologischen Bedingungen, Einschränkungen erfahren kann.

Welche Beziehung besteht nun zwischen der Herzleistung und dem zentralen Venendruck?

Auch diese Korrelation wird letztlich über das Blutvolumen gebildet, indem nämlich bei abnehmender Herzleistung ein erhöhtes Blutvolumen vor dem Herzen zurückbleibt und damit den venösen Druck anhebt. So antwortet z. B. der latent Herzkranke schon auf die Zufuhr relativ kleiner Flüssigkeitsmengen mit dem Anstieg des Venendruckes. Andererseits kann aber der Herzgesunde durchaus aus anderer Ursache einen erhöhten Venendruck besitzen.

Der Venendruck ist z. B. auch den mechanischen Kräften des umgebenden Gewebes ausgesetzt, weil das venöse Gefäßsystem durch niedrigen Innendruck und geringe Wandstärke nur eine schwache Stabilität besitzt.

Schon unter normalen Bedingungen senkt die Inspiration den Venendruck, während die Exspiration zum Druckanstieg führt. Überdruckbeatmung z. B. kann erhebliche Veränderungen hervorrufen, so daß sich normale und pathologische Kreislaufsituationen u. U. nur unzureichend beurteilen lassen.

Thoraxverletzungen bewirken oft eine ausgeprägte Erhöhung des Venendruckes, selbst wenn ein schwerer Volumenmangel besteht.

Schließlich sind auch Tonusänderungen der Venenwände durch eine Fülle von reflektorischen und humoralen Reizen möglich. Drucksenkungen im Carotissinus, Preßatmung, CO_2-Atmung, Kälteeinfluß und vor allem die Einwirkung von Katecholaminen seien als Ursachen für Tonussteigerungen genannt (Abb. 4). Gerade bei den verschiedensten Schocksituationen, die bekanntlich eine erhebliche Katecholaminausschüttung bewirken, müssen diese Fehlerquellen in der Beurteilung des Venendruckes berückwichtigt werden.

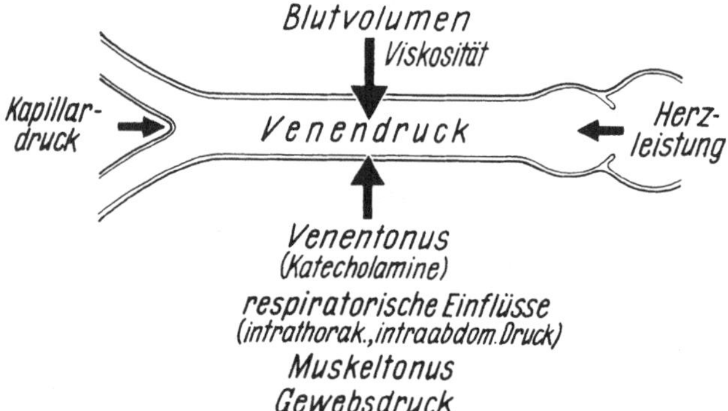

Abb. 4. Faktoren, die den Venendruck beeinflussen. (Vereinfachtes Schema nach Landis und Hortenstine, 1950)

Aus einer großen Anzahl klinischer Untersuchungsbefunde [6, 7, 17, 18, 21, 23, 28, 30] scheint nun aber doch hervorzugehen, daß zwischen Blutvolumen und der Kapazität des Gefäßsystems eine direkte Beziehung besteht. Nur darf eine strenge quantitative Relation zwischen dem Ausmaß der Blutvolumenänderung und dem gemessenen zentralen Venendruck – etwa derart, daß eine Volumenänderung von $\pm$ 100 ml einen Anstieg bzw. Abfall des Venendruckes um 7 mm H_2O bewirkt – nicht gefordert werden. In besonderer Weise scheint die Regulation des Blutvolumens mit der Gefäßfüllung auf der venösen Seite des kleinen Kreislaufs und dem linken Vorhof verknüpft zu sein. In experimentellen Untersuchungen mit Ballonsonden [10] ließen sich z. B. Baro-Rezeptoren im linken Vorhof nachweisen, die bei Drucksteigerung unter Einschaltung der Diurese entsprechende Volumenverschiebungen auslösen können. Dieses Verhalten des linken Vorhofes ist auch gut mit den Befunden von Gauer in Übereinstimmung zu bringen, der die empfindlichere Reaktion dieses Parameters im Vergleich mit dem rechten Vorhofdruck und dem Pulmonalarteriendruck bei Volumenänderungen registrierte. Das Verhalten des linken Vorhofdruckes wird umso verständlicher, wenn man sich daran erinnert, daß das intrathorakale Blutvolumen etwa 25–30% des Gesamtblutvolumens umfaßt. Es ist deshalb oft mit einem Druckausgleichs- und Reservegefäß verglichen worden,

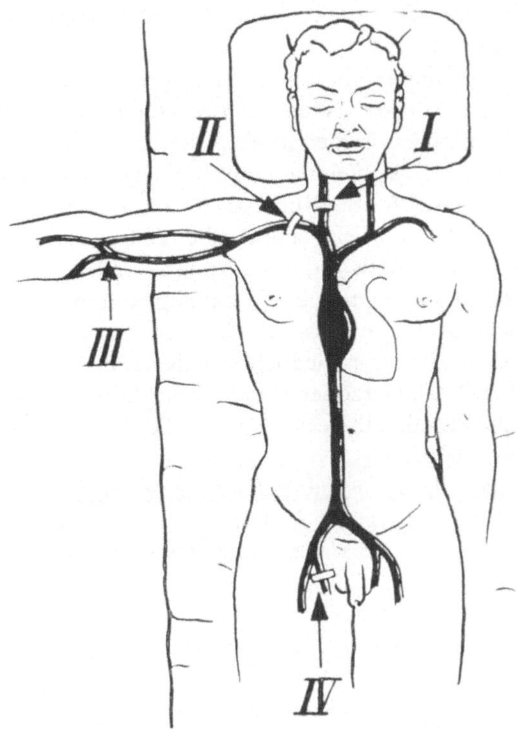

Abb. 5. Zugangswege zu den intrathorakalen Venenstämmen zur Messung des zentralen Venendruckes. I. = V. jugularis ext.; II. = V. subclavia; III. = V. basilica bzw. V. med. cubiti; (IV. = V. saphena)

welches vor dem linken Herzen eingeschaltet ist, um entweder überflüssige Blutmengen dort abzufangen, oder aber bei völligem Sistieren des venösen Rückstroms dem linken Herzen noch mindestens 6 Schlagvolumina zur Verfügung zu stellen. Auch klinische Erfahrungsberichte haben inzwischen die größere Empfindlichkeit dieses Meßpunktes bei Volumenänderungen bestätigt.

Somit bleibt die Frage zu beantworten, wo und wie der Venendruck am zweckmäßigsten gemessen werden soll. Grundsätzlich ist diese Messung aus jeder gut gefüllten Körpervene möglich. Der Venendruck in den peripheren Gefäßen ist jedoch stärkeren Störeinflüssen unterworfen als der zentrale. So liefert z. B. die Messung des Druckes in der Vena cubitalis nur dann zuverlässige Werte, wenn keine funktionelle Trennung zwischen peripherer Vene und Vorhof bewirkt wird. Zu diesem Zweck wird empfohlen, die Schulter tiefer als das Herz zu lagern oder sogar die rechte Seitenlage mit herabhängendem rechten Arm zu wählen. Selbst unter diesen Bedingungen besteht aber nach Gauer [11] ein peripher-zentralvenöser Gradient von etwa 3,5 cm H_2O.

Unter klinischen Bedingungen scheint es zudem wenig wahrscheinlich, diese Voraussetzungen jederzeit garantieren zu können.

Messungen des zentralen Venendruckes liefern zuverlässigere Werte. Sie sind beim Menschen an sich einfach durchführbar, bedürfen aber doch großer methodischer Sorgfalt. Bewährt haben sich Messungen im Bereich der Vena jugularis, der Vena subclavia oder über einen zum rechten Vorhof hochgeschobenen Vena cubitalis- oder V. saphena-Katheter (Abb. 5).

Die zentrale Lage des Katheters darf dann angenommen werden, wenn mit der Venendruckmessung Atemschwankungen registriert werden. Die genaue Position des Katheters ist jedoch nur durch die röntgenologische Kontrolle feststellbar. Nach Herzoperationen ist eine direkte Druckabnahme in den Vorhöfen mit Plastikkathetern möglich, die durch die Thoraxwand nach außen abgeleitet werden.

Auch hierbei hat die klinische Erfahrung gezeigt, daß der linke Vorhofdruck ein besonders guter Volumenparameter ist, während der rechte Vorhofdruck bessere Aussagen über die Herzleistung ermöglicht [17, 26].

Von entscheidender Bedeutung ist jedoch die Festsetzung des Nullpunktes der Messung, bezogen auf Vorhofniveau. Der Referenzpunkt ist nach Allgöwer und Mitarb. [1, 5] in mittlerer Atemlage in der Mitte des Sternums und auf einer Höhe, die zwischen dem 2. und 3. Fünftel des Thoraxdurchmessers unter der vorderen Brustwand liegt (Abb. 6).

Somit bliebe nunmehr die Frage zu beantworten, welchen klinischen Aussagewert das Ergebnis der zentralen Venendruckmessung unter pathophysiologischen Kreislaufbedingungen besitzt. Die zuverlässigste Aussage ist zweifelsohne mit dem pathologisch tiefen Venendruck möglich. Er zeigt mit Sicherheit eine ungenügende Gewebsperfusion, die fast stets durch Volumenmangel bedingt ist. Immerhin können offensichtlich unter pathologischen Bedingungen venomotorische Reaktionen größere Bedeutung erlangen, wie z. B. im progredienten toxischen Schock, und auch ohne Hypovolämie niedrige zentrale Venendrucke ergeben.

Selbst die Aussage eines normalen Venendruckes muß nicht unbedingt eindeutig sein. Es ist denkbar – und die klinische Erfahrung spricht dafür –, daß den Venendruck divergierend beeinflussende Faktoren zur Auswirkung kommen, beispielsweise Rechtsherzinsuffizienz bei gleichzeitig vorliegender Hypovolämie.

Auch im Zustand der Kreislaufzentralisation haben wir normale oder leicht erhöhte zentrale Venendrucke gefunden.

Der erhöhte Venendruck ist wohl am schwierigsten zu interpretieren. Er spricht für relative oder absolute Überladung. Ob dies nun Folge ungenügender Herzleistung, der Hypervolämie oder anderer Faktoren ist, kann besser im Zusammenhang mit weiteren hämodynamischen Parametern ermittelt werden. Unter diesen Meßwerten – und das gilt für jede Beurteilung des Venendruckes – nehmen arterieller Blutdruck, Herzfrequenz, Hämatokrit und Harnausscheidung eine besondere Stellung ein.

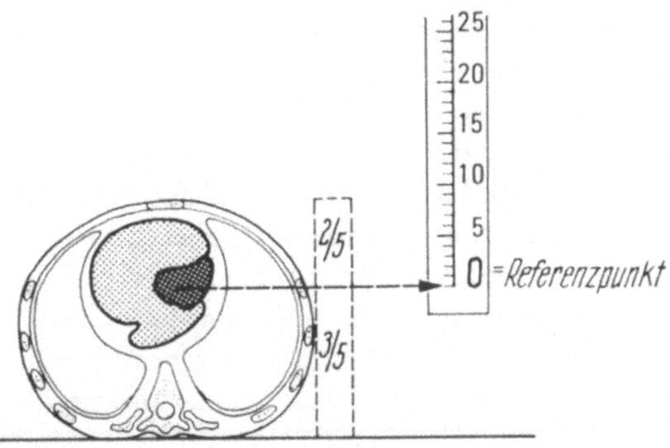

Abb. 6. Lage des Referenzpunktes zur Bestimmung des Venendruckes in Beziehung zum ap.-Thoraxdurchmesser (nach Burri und Mitarb., 1966)

Damit aber haben wir den Kernpunkt in der Beurteilung der Venendruckmessung erreicht: Die alleinige oder sogar nur einmalige Venendruckmessung hat lediglich einen sehr begrenzten Aussagewert über den hämostatisch-hämodynamischen Zustand eines Patienten. Nur der wiederholte Vergleich der Venendruckänderungen gestattet eine zuverlässige Aussage über die vorliegende Situation.

Noch immer gibt es also kein Rezept für die unfehlbare Interpretation des zentralen Venendruckes. Einesteils sind die den Venendruck determinierenden Faktoren recht zahlreich, andererseits harren sowohl die Zusammenhänge wie das Ausmaß der Beeinflussung der nicht kardiogenen und volumenbedingten Faktoren noch weitgehend ihrer Klärung.

Sicher werden uns die folgenden Referate neue Erkenntnisse in dieser Hinsicht aufzeigen und damit eine bessere Abgrenzung in Aussage und Indikation dieses einfach zugänglichen Kreislaufparameters für die Anwendung in der klinischen Praxis bringen.

Summary

Early investigations of venous pressure were carried out by Stephen Hales in different species of animals in 1733. Measuring venous pressure was introduced into clinical medicine by Moritz and Tabora in 1910, but it was not until 1950 when the physiological basis has been evaluated (Burch, Landis and Hortenstine, Guyton, Brecher, Henry and Gauer, Krug and Schlicher and others) and the importance of the venous vascular system ("low pressure system") for the control of circulatory function in blood volume changes has been demonstrated. The low pressure system contains 80–90 per cent of the blood volume. The venous pressure is predominantly determined by blood volume, capacity of venous system (venous tone) and cardiac output. Gauer demonstrated, that there is an approximatively linear pressure-volume relation in volume changes up to ± 30 per cent. The central venous pressure varying around 7 cm of H_2O according to volume changes of 1000 ml. Other factors influencing the central venous pressure to be considered especially in clinical cases are changes of venous tone due to reflected or humoral irritations (carotid sinus, pressure respiration, CO_2 respiration, low temperature effects, catecholamines) or the cardiac efficiency. Sizes and relations of these factors caused neither by cardiac nor by volume actions cannot be judged as far as their importance for clinical medicine is related. The usefulness of venous pressure monitoring, however, comes forth from numerous reports of experience, especially after catheterization of central veins via the jugular, cubital, subclavian or saphenous veins. In newer publications, the border between the second and third fifth of the sagittal thoracic diameter is considered a relation point for the base line adjustment. In pathological circulatory situations the most secure judgment is suggested by a low venous pressure. If the pressure is elevated (differential diagnosis: insufficiency of the right heart or hypervolemia) further parameters (arterial systemic pressure, pulse rate, hematocrit, diuresis etc.) should be considered.

Literatur

1. Allgöwer, M.: Bibl. haemat. **27**, 147 (1967).
2. Basch, S. R. v.: Wien. med. Presse **45**, 962 (1902).
3. Brecher, G. A.: Venous Return. New York-London: Grune & Stratton 1956.
4. Burch, G. E.: A Primer of Venous Pressure. Philadelphia: W. B. Saunders Comp., 1950.
5. Burri, C., W. Müller, E. Kuner, M. Allgöwer: Schweiz. Med. Wschr. **96** 624 (1966).
6. Eastridge, Ch. E., F. A. Hughes, J. R. Prather, E. E. Clemmons: Amer. Surg. **32**, 121 (1966).

7. FEURSTEIN, V.: Grundlagen und Ergebnisse der Venendruckmessung zur Prüfung des zirkulierenden Blutvolumens. Anaesthesie und Wiederbelebung. Berlin-Heidelberg-New York: Springer 1965.
8. FREY, A.: Dtsch. Arch. klin. Med. **73**, 511 (1902).
9. GAUER, O. H.: Verh. dtsch. Ges. Kreisl.-Forsch. **22**, 61 (1956).
10. — Klin. Wschr. **34**, 356 (1956).
11. —, H. O. SIEKER: Circulat. Res. **4**, 74 (1956).
12. — Ergeb. d. Bluttransf.forschg. III Bibl. Haemat. fasc. **6**, 61 (1957).
13. — Anaesthesist **8**, 269 (1959).
14. GUYTON, A. C., D. POLIZO, G. G. ARMSTRONG: Amer. J. Physiol. **179**, 261 (1954).
15. — Circulatory Physiology: Cardiac Output and its Regulation. Philadelphia: W. B. Saunders Comp., 1963.
16. HALES, ST.: Statical Essays Containing Haemastaticks. London 1733 Reprint 1964, New York: Hafner 1964.
17. HARDAWAY, R. M.: Vasc. Dis. (N.Y.) **4**, 53 (1967).
18. JONES, R. R.: Anest. Analg. Curr. Research. **42**, 470 (1963).
19. KRUG, H. und L. SCHLICHER: Die Dynamik des venösen Rückstroms. Leipzig: Thieme 1960.
20. LANDIS, E. M. and J. C. HORTENSTINE: Physiol. Rev. **30**, 1 (1950).
21. LONGERBEAM, J. K., R. VANNIX, W. WAGNER, and E. JOERGENSON: Amer. J. Surg. **110**, 220 (1965).
22. MORITZ, F. und D. TABORA, v.: Dtsch. Arch. klin. Med. **98**, 475 (1910).
23. PIERCE, V. K., P. BOYAN, and J. G. MAASTERSON: Surg. Gyn. Obst. **96**, 310 (1953).
24. RECKLINGHAUSEN, H. v.: Arch. exp. Path. Pharmakol. **55**, 375 (1906).
25. STARR, J.: Amer. J. Med. Scienc. **199**, 40 (1940).
26. SESSLER, A. D. and E. A. MOFFITT: Surg. Clin. North. Amer. **45**, 853 (1965).
27. SJÖSTRAND, T.: Physiol. Rev. **33**, 202 (1953).
28. SYKES, M. K.: Ann. Roy. Coll. Surg. Engl. **33**, 185 (1963).
29. WARREN, J. V., E. S. BRANNON, H. S. WEENS, and E. A. STEAD jr.: Amer. J. Med. **4**, 193 (1948).
30. WILSON, J. N., J. B. GROW, C. V. DEMONG, A. E. PREVEDEL, and J. C. OWENS: Arch. Surg. **85**, 563 (1962).

Experimentelle Grundlagen und klinische Erfahrungen bei der Venendruckmessung

Von **C. Burri, F. Enderlin, J. P. Gigon, U. Gruber** und **G. Wolff**

Aus der Chirurgischen Universitätsklinik, Bürgerspital, Basel
(Direktor: Prof. Dr. M. Allgöwer)

Die Messung des zentralen Venendruckes (ZVD) zur Diagnose und Überwachung akuter Kreislaufstörungen hat weite Verbreitung gefunden. Der ZVD gibt Auskunft über die Fähigkeit des rechten Herzens, das venöse Blutangebot wegzupumpen. Beim gesunden Menschen beträgt er in Ruhe um 5 cm Wasser über dem rechten Vorhof. Er ist erniedrigt, wenn bei genügender Leistungsfähigkeit des Herzens weniger Blut zirkuliert, z. B. bei Hypovolämie oder Vasodilatation. Der ZVD steigt an, wenn der Rückfluß zum rechten Herzen dessen Leistungsfähigkeit übersteigt, also bei Herzinsuffizienz oder Übertransfusion.

Es schien uns von Interesse, die Aussagekraft des zentralen Venendrukkes im Tierversuch und bei Anwendung einer streng standartisierten Methodik unter klinischen Verhältnissen zu prüfen:

A. Tierversuche

Am Kaninchen kommt es während einer Blutentnahme von 3% des Körpergewichtes innerhalb 10–15 min zu einem Absinken des ZVD von +5 auf —3 cm Wasser. Dabei wird der systolische Blutdruck noch für kurze Zeit im Normbereich gehalten, dann sinkt er auf Werte um 40 mmHg. Nach einstündiger Hypotension wird das entnommene Volumen retransfundiert. Arterieller und zentralvenöser Druck steigen an, der systolische Druck auf 110 mmHg, der ZVD auf 0 cm Wasser. Unter weiterer Volumenzufuhr mit Macrodex fällt der systolische Druck erneut ab, während der zentrale Venendruck bis zum Tode des Versuchstieres weiter ansteigt.

Vergleichen wir, ebenfalls am Kaninchen, den zentralen mit dem peripheren Venendruck bei akuter Hämorrhagie, so erweist sich der zentrale Wert als die empfindlichere Meßgröße, da seine Reaktion rascher und ausgeprägter einsetzt. Ähnliche Verhältnisse finden wir bei Überladung des Kreislaufs mit einem Plasmaersatzmittel: bei einer Hypervolämie von ca. 50% des Ausgangsvolumens beobachten wir einen Anstieg des zentralen

Venendruckes um 7 cm, des peripheren lediglich um 4 cm. Unter weiterer Volumenzufuhr fallen beide Meßwerte zusammen und steigen gemeinsam weiter an.

Diese Resultate gestatten folgenden Schluß: bei akuten Volumenveränderungen besteht beim Kaninchen eine Beziehung zwischen ZVD und zirkulierendem Blutvolumen. Außer der Leistungsfähigkeit des Herzens und dem venösen Angebot beeinflussen auch Faktoren der Umgebung und die mechanische Behinderung der zentralen Strombahn oder des rechten Herzens den ZVD.

Als Beispiel für diese Faktoren wählten wir die Abhängigkeit des ZVD vom intrathorakalen Druck: beim narkotisierten Schaf wurden Beatmungsdruck und ZVD kontinuierlich registriert. Bei normaler Ruheatmung zeigt der ZVD atemsynchrone Schwankungen. Wird der inspiratorische Druck erhöht, steigt auch der Venendruck an. Die Rückkehr zu den respiratorischen Ausgangsbedingungen bewirkt ein Absinken des ZVD in den Ausgangsbereich.

Nimmt der Druck im Pleuraraum zu, in unserer Versuchsanordnung durch aktives Einpressen von Luft als Modell eines Spannungspneus, kommt es unter Abnahme des Atmungsvolumens zu einem kontinuierlichen Anstieg des ZVD.

Bei Spontanatmung in einem geschlossenen System mit Anreicherung von CO_2 und gleichzeitiger Verminderung des Sauerstoffgehaltes der Atemluft findet man eine der Hyperventilation entsprechende Vergrößerung der atemsynchronen Venendruckausschläge mit geringem Absinken des mittleren ZVD. Es besteht also neben der Abhängigkeit von Blutvolumen und Herzleistungsfähigkeit eine eindeutige Beeinflussung des ZVD durch die intrathorakalen Druckverhältnisse. Die Venendruckwerte erlauben deshalb nur dann quantitative Rückschlüsse auf das zirkulierende Volumen, wenn die übrigen Bedingungen konstant sind. Diese Voraussetzungen sind aber in der Klinik häufig nicht erfüllt.

B. Zur Methodik der zentralen Venendruckmessung am Patienten

Die Hauptbedingungen zum Erlangen exakter Venendruckwerte in klinischen Verhältnissen sind:

zentrale Lage des Katheters,
genaue Einstellung des äußeren 0-Punktes und
horizontale Lagerung des Patienten.

Unter zentraler Lage des Katheters verstehen wir die nachgewiesene Position seiner Spitze im klappenlosen Hohlvenengebiet nahe des rechten Vorhofs. Eine respiratorische Schwankung der Meßsäule von 1cm bei tiefer In- und Exspiration weist mit großer Wahrscheinlichkeit auf eine zentrale Lage der Katheterspitze hin. Nur die radiologische Kontrolle mit einem Thoraxübersichtsbild gibt mit Sicherheit die richtige Position des Katheters an.

Der Zugang zum Vena cava-Gebiet kann von verschiedenen Stellen der Peripherie aus erfolgen. Der beste ist derjenige, der technisch nicht schwierig und vor allem aber arm an Komplikationen ist. Der Zugang vom unteren Venensystem her fällt wegen seiner hohen Komplikationsrate von

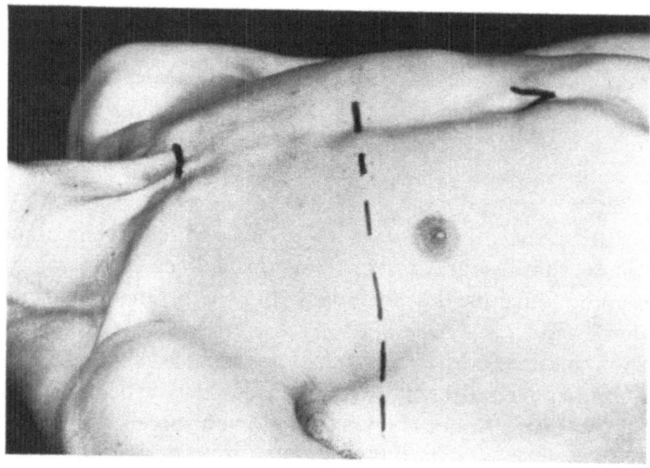

Abb. 1. Markierung der Mitte zwischen Jugulum und Processus ensiformis sterni. Auf dieser Höhe erfolgt die Unterteilung des Thoraxdurchmessers

18,3% aus. Das Einlegen eines Katheters in die obere Hohlvene scheint mit nur 1,6% an schweren Komplikationen bedeutend sicherer. Die Vena cava superior läßt sich von der Vena basilica, der Vena jugularis externa oder der Vena subclavia aus erreichen. Basilica und Jugularis zeigen in einer Zusammenstellung aus der Literatur eine ähnlich geringe Komplikationsrate unter 1%. Die Punktion der Subclavia ist mit 2,4% an schwereren Komplikationen bereits wieder mit mehr Risiken behaftet. Nach der Punktion der Vena jugularis externa finden sich somit selten schwere Komplikationen; sie sind durch die oberflächliche Lage der Vene früh erkennbar. Die Punktion gelingt jedoch nur in ca. 80% der Fälle und in 20% nimmt der eingelegte Katheter einen falschen Weg. Auf Grund dieser Literaturübersicht und unter Berücksichtigung eigener Erfahrung wählen wir die Jugularis externa als primären Zugang. Ist die Punktion aus anatomischen oder klinischen Gründen, wie Verbrennungen usw. nicht möglich, erfolgt der Zugang über die Basilica und erst in letzter Instanz durch direkte Punktion der Subclavia.

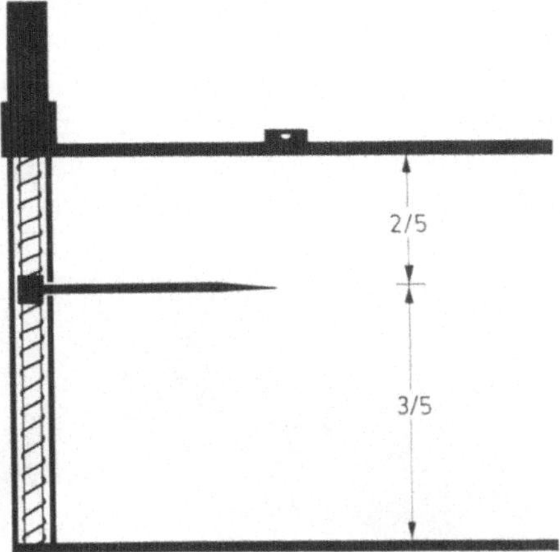

Abb. 2. Thoraxschublehre in schematischer Darstellung. Die Federn im Stamme der Schublehre unterteilen eine umgriffene Strecke automatisch in $^2/_5$ und $^3/_5$. Am oberen Arm ist eine Wasserwaage angebracht

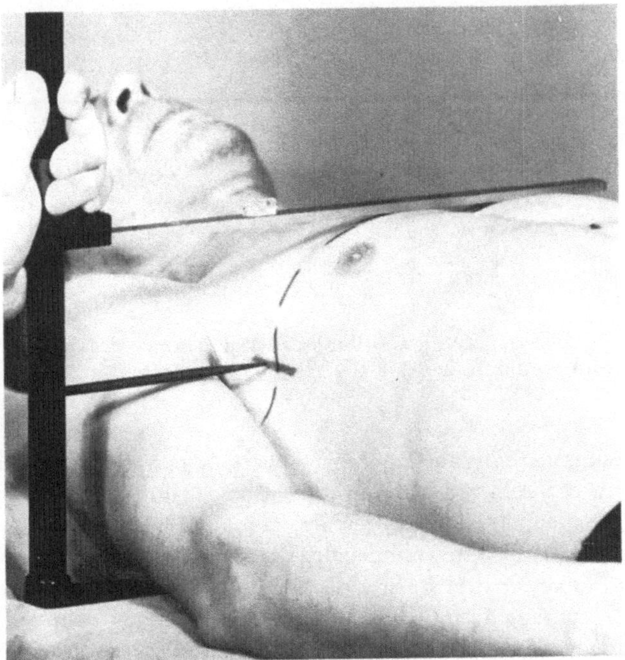

Abb. 3. Markierung des äußeren 0-Punktes für die Meßskala am Thorax des Patienten. Der Zeiger weist auf die Höhe des re. Vorhofs

Die Wahl des äußeren 0-Punktes für die Meßskala wird sehr verschieden gehandhabt. In vielen Fällen, nämlich immer dann, wenn es nur darum geht eine Veränderung der Venendruckwerte festzustellen, kommt diesem Punkt der Methodik keine besondere Bedeutung zu. Dies trifft z. B. bei der Kreislaufüberwachung während einer Narkose zu, wenn der individuelle Normalwert eines kreislaufgesunden Patienten präoperativ bestimmt wurde.

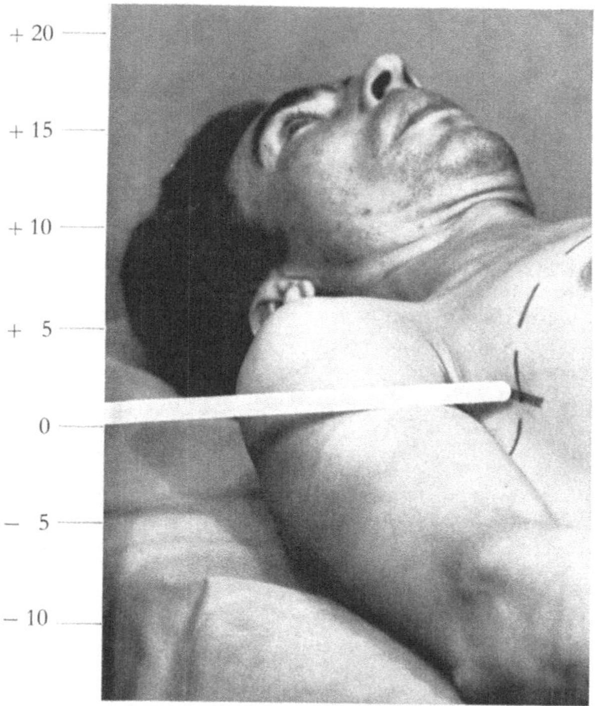

Abb. 4. Die Übertragung des 0-Punktes vom Thorax des Patienten auf die Meßskala erfolgt durch den an der Skala angebrachten, ausklappbaren Arm

Bei unbekanntem individuellem Normalwert ist man aber auf einen 0-Punkt angewiesen, der dem rechten Vorhof entspricht, um genaue Venendruckwerte zu erhalten. Anhand zahlreicher radiologischer Untersuchungen mit markiertem Katheter in seitlichen Thoraxaufnahmen fanden wir einen äußeren 0-Punkt der in der Mitte des Sternums $^3/_5$ des Thoraxdurchmessers über der Unterlage resp. $^2/_5$ des Durchmessers unter dem Sternum des Patienten liegt. Aus dem Gesagten läßt sich unser methodisches Vorgehen ableiten: an Material benötigen wir Handschuhe, Desinfektionsmittel, Abdecktuch und einen sterilen Kunststoffkatheter zum Einlegen, eine

Thoraxschublehre zur Bestimmung des 0-Punktes, einen Y-Schlauch sowie eine Skala zur eigentlichen Messung. Zur Bestimmung des 0-Punktes wird die Mitte zwischen Jugulum und Processus ensiformis des Sternums markiert. Die Thoraxschublehre weist in ihrem Stamm zwei längenmäßig abgestimmte Federn auf. Sie bewegen einen Zeiger, der eine umgriffene Strecke automatisch in $^2/_5$ und $^3/_5$ unterteilt (Abb. 2). Mit diesem Instrument wird auf der Höhe der Markierung in der Mitte des Sternums der Thorax des Patienten abgegriffen und die angezeigte Stelle markiert (Abb. 3). Mit Hilfe des Armes an der Meßskala erfolgt nun die Einstellung des 0-Punktes der Skala auf die Höhe der Thoraxmarke (Abb. 4).

C. Klinische Erfahrungen

Der mit dieser Methodik bestimmte durchschnittliche Normwert liegt bei $4{,}7 \pm 1{,}0$ cm Wasser, in über 80% der Fälle zwischen *3 und 6 cm* Wasser.

Bei 102 Patienten ohne kardiale, febrile oder pulmonale Affektionen und ohne medikamentöse Beeinflussung des Gefäßtonus fanden wir eine gute Korrelation zwischen dem volumetrisch bestimmten Blutvolumen und dem ZVD. Die Patienten mit „normalem" Blutvolumen zeigten Venendruckwerte zwischen 3 und 8 cm Wasser, bei Hypervolämie bis zu +50% des Sollvolumens fanden sich Werte um 12 cm und nach akuten Blutverlusten bewegte sich der ZVD zwischen 2 und —5 cm Wasser. Die Unterteilung der Patienten in drei Gruppen entsprechend dem Ausmaß der Hypovolämie ergibt folgende Durchschnittswerte:

Norm		4,7 cm
Volumendefizit	<25%	1,3 cm
Volumendefizit	25—33%	—1,7 cm
Volumendefizit	>33%	—2 cm

Die Reaktion des zentralen Venendruckes auf Volumenzufuhr kann sehr verschieden ausfallen:

Ein 20jähriger Mann mit geringfügigem Volumendefizit zeigt nach Gabe von 250 ml Plasma innerhalb 10 min einen ZVD-Anstieg von 2,5 auf 7 cm. Nach Beendigung der Infusion sinkt der Venendruck auf 4 und stabilisiert sich innerhalb 10 min auf 5 cm Wasser. Bei *rascher* Volumenzufuhr ist demnach der ZVD erst einige Minuten nach Absetzen der Infusion maßgebend.

Bei einer jungen Frau tritt nach einer Shunt-Operation eine massive Blutung auf. Das bestimmte Volumendefizit beträgt 30%, der Blutdruck sinkt unter 100 bei Pulswerten über 100. Der ZVD beträgt —3 cm Wasser. Adäquate Bluttransfusionen normalisieren die Kreislaufgrößen. Im weiteren Verlauf tritt bei unauffälligen Blutdruck- und Pulsverhältnissen ein Abfall des ZVD auf 0 auf. Unter der Annahme einer erneuten Blutung werden weitere Transfusionen verabreicht, die nun den Venendruck im Normbereich stabilisieren.

Ein 65jähriger Patient mit Blutdruck und Puls um 100 bei nicht erkannter Herzinsuffizienz zeigt bei einer Bluttransfusion von 400 ml einen Venendruckanstieg von 6 auf 16 cm. Die Transfusion wird abgesetzt und der Patient digitalisiert. Mit dem zentralen Venendruck kehren auch Blutdruck und Puls in den Normbereich zurück.

Bei einem 48jährigen Mann mit septisch-toxischem Kreislaufversagen stieg der ZVD unter Zufuhr von 500 ml Plasma rasch auf 18 cm Wasser an. Das auftretende Lungenödem verschwand nach Überdruckbeatmung und Digitalisierung. In diesem Falle war das Linksherzversagen die Folge einer septischen Myokarditis.

Es gibt keinen sicheren oberen Grenzwert für den ZVD. Maßgebend ist die Geschwindigkeit des Venendruckanstieges unter Zufuhr eines bestimmten Volumens in einer bestimmten Zeit. Bei Vorliegen einer Linksherzkrankheit kann zudem aus dem re. Vorhofdruck nicht auf die Druckverhältnisse im li. Vorhof geschlossen werden.

In einem weiteren Falle erfolgte auf 500 ml Plasma in 3 Std ein ZVD-Anstieg um 10 cm Wasser. Infolge einer vermuteten latenten Herzinsuffizienz wird der Patient rasch mit Digitalis gesättigt. 24 Std später zeigt der ZVD bei gleicher Infusionsmenge in der gleichen Zeitspanne nur noch einen Anstieg um 3 cm Wasser.

Bei einem traumatisierten Patienten mit leichtem Volumendefizit verhinderte der ZVD von 16 cm bei kritischen Puls- und Blutdruckwerten eine zu enthusiastische Volumentherapie. Die Abklärung ergab eine Herzinsuffizienz bei tachykardem Vorhofflimmern; die entsprechende kardiale Therapie brachte Erfolg.

Körperliche Arbeit kann den Kreislauf ähnlich belasten wie unbegründete Volumenzufuhr, wie die Untersuchungen von Follath von unserer medizinischen Klinik zeigen:

Während sich das Herzminutenvolumen Gesunder und Coronarkranker bei Arbeitsleistung identisch verhalten, zeigt der ZVD von coronar geschädigten Patienten einen gegenüber den Herzgesunden signifikant stärkeren Anstieg.

Ein 68jähriger polytraumatischer Patient wird nach mehrstündigem Schockzustand eingewiesen. Er weist bei einem gemessenen Volumendefizit von 33% einen ZVD von —2 cm, einen systolischen Druck unter 100 mmHg und einen Puls über 100 auf. Die Substitution mit Kolloiden und Blut bringt eine volumetrisch bestätigte Auffüllung des Sollvolumens. Der zentrale Venendruck liegt aber bei einem systolischen Druck um 120 mmHg immer noch auf 0 cm. Erst eine Übertransfusion von 20% des Sollvolumens bringt bei klinischer Erholung den ZVD auf 6 cm und den Blutdruck auf 150 mmHg, was dem Normwert dieses Patienten entspricht.

Dabei ist zu bemerken, daß das Sollvolumen eine aus Konstitution, Geschlecht und Gewicht errechnete Größe darstellt. Es entspricht dem Durchschnittswert von Gesunden und nicht unbedingt dem individuellen Normalvolumen. In dem eben erwähnten Fall wurde das errechnete Sollvolumen durch eine Kontrollbestimmung nach erfolgter Restitution des Patienten mehrere Wochen nach dem Trauma bestätigt.

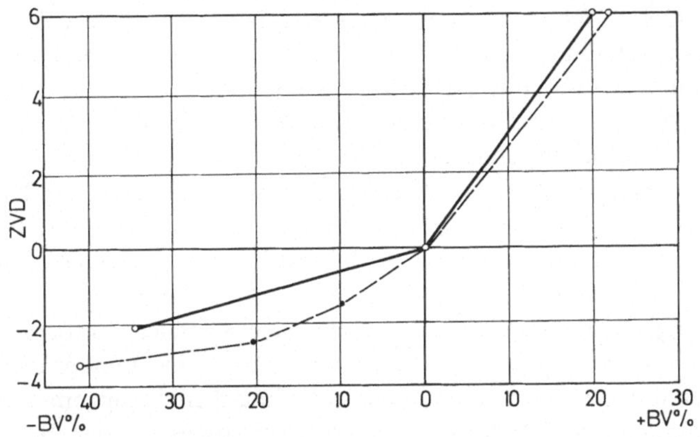

Abb. 5. Bedarfsvolumen nach längerdauernden hämorrhagischen Schockzuständen beim Patienten und im Tierversuch. — Pat. n. 3stündig. traum. Schock; -- Kaninchen n. 60 min Schock mit RR um 40 mmHg

Nach längerdauerndem Blutungsschock kann deshalb zur Normalisierung des Kreislaufes eine Übertransfusion notwendig sein. Die bei diesem Patienten beobachteten Verhältnisse sind auf Abb. 5 dargestellt (ausgezogene Linie). Wir konnten am Kaninchen nach standardisiertem hämorrhagischen Schock das gleiche Phänomen beobachten (gestrichelte Linie in Abb. 5): Nach einer Hypotoniephase mit systolischen Werten um 40 mmHg während einer Stunde und mehr war eine Übertransfusion von > 20% des Ausgangsvolumens notwendig, um den Ausgangs-ZVD zu erreichen. Wir sprechen in diesem Zusammenhang dem Vorschlag von ENDERLIN und Mitarb. folgend vom *Bedarfsvolumen*. Beobachtungen dieser Autoren zeigen, daß bei septischen Zuständen das Bedarfsvolumen im allgemeinen noch größer ist.

Als klinisches Beispiel der Beeinflussung des ZVD durch die intrathorakalen Druckverhältnisse sei eine Gruppe von Patienten unter assistierter Beatmung angeführt: ohne Respirator beträgt der durchschnittliche ZVD 3,5 cm, bei Beatmung mit einem inspiratorischen Überdruck von 15–20 mm steigt er um 6 cm Wasser an. Die Kenntnis dieser Tatsache ist deshalb wichtig, weil dadurch ein Volumendefizit unter Überdruckbeatmung eines Patienten nicht übersehen wird.

Eine 44jährige polytraumatisierte Patientin kommt mit einem Blutdruck von 150 mm und Puls über 120 zur Aufnahme, der ZVD beträgt 20,5 cm Wasser. Die klinische Untersuchung deckt einen Spannungspnoe auf. Die Normalisierung der intrathorakalen Druckverhältnisse allein bringt die erwähnten Kreislaufgrößen in den Normbereich zurück. Im Gegensatz zu den Druckverhältnissen im Thoraxraum scheinen die Blutgase für die Beeinflussung des ZVD von untergeordneter Bedeutung. Die Veränderung des pO_2 von 60 auf 160 mmHg beeinflußt beispielsweise den ZVD nicht. Als Beispiel einer Behinderung der zentralen Strombahn sei eine Patientin mit Lungenembolie aufgeführt, die unter ausgeprägten Schockzeichen einen ZVD von 20 cm aufwies. Isoproterenol und die Therapie der aufgetretenen Acidose normalisierten die Kreislaufgrößen.

Anhand tierexperimenteller Untersuchungen und klinischer Erfahrung halten wir die Messung des zentralen Venendruckes zur Diagnose des Kreislaufversagens und zur Steuerung der Therapie für eine wertvolle Methode. Sie stellt eine funktionelle Größe dar, die vom venösen Angebot, von der Herzleistungsfähigkeit und intrathorakalen mechanischen Faktoren abhängig ist. Nur bei Beachtung dieser Kriterien und unter fortlaufender Berücksichtigung der übrigen Kreislaufgrößen, der klinischen Symptome sowie der Überwachung der Nierenfunktion und wenn möglich, der Bestimmung des zirkulierenden Blut- und Herzzeitvolumens ist eine folgerichtige Interpretation möglich.

Das Ziel der Kreislauftherapie ist die Normalisierung der Gewebsdurchblutung. Für den Einzelfall läßt sich kein bestimmter ZVD als ideale Größe angeben. In den meisten Fällen ist die periphere Durchblutung bei normalen Venendruckwerten ausreichend. In andern Fällen, insbesondere beim septischen Kreislaufversagen, muß bis zu erhöhten Venendruckwerten Volumen zugeführt werden. Nach unserer Erfahrung hat sich ein ZVD von 12–13 cm Wasser als oberer Grenzwert bewährt, der nicht überschritten werden sollte.

Literatur

Burri, C., W. Müller, E. Kuner und M. Allgöwer: Methodik der zentralen Venendruckmessung. Schweiz. med. Wschr. **96**, 624 (1966).

— und M. Allgöwer: Klinische Erfahrungen mit der Messung des zentralen Venendruckes. Schweiz. med. Wschr. **97**, 1414 (1967).

— Der zentrale Venendruck, Verlag Hausmann, St. Gallen, 1968.

Enderlin, F., J. P. Gigon, G. Wolff und H. R. Schultheiss: Zur Dosierung von Transfusionen bei Kreislaufversagen. Bibl. haemat. **27**, 297 (1967).

Follath, F.: Venöser Druck und Herzminutenvolumen während Arbeit bei coronarer Herzkrankheit. Cardiologica **48**, 366 (1966).

Wolff, G., J. P. Gigon und F. Enderlin: Blutfluß und Bedarfsvolumen im Schock. Méd. et Hyg. **23**, 660 (1965)

Möglichkeiten und Grenzen der peripheren Venendruckmessung

Von **V. Feurstein**

Abteilung für Anaesthesiologie, Landeskrankenhaus Salzburg
(Vorstand: Priv. Doz. Dr. V. Feurstein)

Es ist dem Kliniker bekannt, daß die Messung des Venendruckes auf zwei Arten erfolgen kann:

1. indirekt, d. h. unblutig, eine Methode, der sich Frey, v. Basch und Recklinghausen um die Jahrhundertwende bedienten, und
2. direkt, d. h. blutig, ein Verfahren, das Moritz und v. Tabora 1910 eingeführt haben.

Unter den heute ausschließlich geübten direkten Bestimmungen kommt sowohl der zentralen, als auch der peripheren Venendruckmessung klinische Bedeutung zu. Hier soll nun lediglich die letztere zur Diskussion stehen und zwar nicht in der Weise, daß sie etwa zum zentralen Verfahren in Konkurrenz gestellt würde – wir sind in dieser Hinsicht vielfach falsch verstanden worden –, sondern so, daß sie die aufwendigere, technisch schwierigere, aber auch riskantere zentrale Messung dort ersetzen soll, wo diese nicht vorgenommen werden kann, oder wo man sie, aus welchen Gründen immer, nicht durchführen will. Wir dürfen darauf verzichten, noch einmal auf die Physiologie und Pathophysiologie des Niederdrucksystems einzugehen und den Venendruck zum zirkulierenden Blutvolumen, d. h. zum venösen Rückfluß, zur Leistung des rechten Herzens und zum Gefäßtonus in Beziehung zu setzen. Wir können vielmehr damit beginnen – nachdem wir heute auf weit über 5000 Einzelmessungen des peripheren Druckes zurückblicken – unsere erste zusammenfassende Aussage, die wir 1962 auf dem Bluttransfusionskongreß in Bad Homburg gemacht haben, als Grundlage weiterer Besprechungen voranzustellen. Wir erklärten damals [11], daß der periphere Venendruck ein gut verwertbarer Parameter für die Gefäßfüllungsverhältnisse sei, daß niedere Druckwerte einen Blutvolumenmangel anzeigen, daß hohe Druckwerte hingegen auf eine Hypervolämie, bzw. auf eine Überforderung des rechten Herzens, hinweisen. Dem wollen wir hinzufügen, daß zu dieser Zeit im deutschsprachigen Schrifttum bis auf die Arbeit von Brandt aus dem Jahre 1931 und die physiologischen Untersuchungen von Gauer und Henry 1959 kein Hinweis auf die klinisch nutzbare Druck-Volumenbeziehung im extraarteriellen Kreislaufschenkel zu finden war. Der somit realisierte Gedanke, dem Kliniker wie dem Praktiker, neben der immerhin komplizierten exakten Blutvolumenbestimmung, ein einfaches, rein orientierendes Meßverfahren in die Hand geben zu können, überraschte selbst jene, die unter anderen Gesichtspunkten schon länger gewohnt waren, die zentrale Venendruckmessung anzuwenden. Mit gutem Recht ist der erfahrene Kliniker seither immer bei der zentralen Meßmethode geblieben, weil sie nicht nur die physiologisch adäquatere Aussagekraft hat, sondern weil sie auch Fehlerquellen vermeidet, die der peripheren Druckbestimmung allenthalben anhaften.

Mit ebendemselben Recht aber propagieren wir weiterhin auch die periphere Messung, weil der Arzt im kleineren Krankenhaus, im Rettungswagen oder auf dem Katastrophen-Verbandplatz sich besser einer etwas ungenaueren, aber immer noch wertvollen Kontrollmöglichkeit bedienen soll, als gar keiner. Uns geht es also nach wie vor um die Entwicklung in die Breite, denn auf diese kommt es bei der Beherrschung akuter Elementargefährdungen heute in erster Linie an.

Es hieße nun Eulen nach Athen tragen, die diagnostischen Möglichkeiten der Venendruckmessung im einzelnen zu besprechen und noch einmal mit Befunden zu belegen. Wir haben dies ausführlich in einer Monographie getan [12], und darin jene Erfahrungen mitgeteilt, die wir

1. Bei der Behandlung des Schocks,
2. bei der intra- und postoperativen Kreislaufkontrolle,
3. bei der parenteralen Ernährung, und schließlich auch
4. bei der Diagnostik okkulter Blutungen

gewonnen haben. Auf all diesen Gebieten konnte anhand zahlreicher Beispiele gezeigt werden, daß die Bestimmung des peripheren Venendruckes die Beurteilung der Kreislauflage wesentlich erleichtert und in vielen fraglichen Fällen erst die richtige Diagnose und damit die richtige Therapie ermöglichten.

In der Zwischenzeit sind diese Befunde zum Teil bestätigt, zum Teil aber auch einer kritischen Besprechung [7, 29, 30] unterzogen worden. Zahlreiche neuere Arbeiten, die allerdings ausschließlich auf die zentrale Messung eingehen, beschäftigen sich ebenso mit dem Fragenkomplex der verbesserten Kreislaufkontrolle [3, 5, 6, 8–10, 15–21, 23, 25, 28, 31, 33, 34] und kommen mit einer Ausnahme [27], zu ähnlichen Ergebnissen. Sie seien in Ergänzung unserer Monographie hier nachgetragen.

In diesem Jahr hat nun eine Rundfrage bei 10 kleineren Krankenhäusern (50 operative Betten) ergeben, daß in keinem jemals ein Venen-Katheter in eine der großen Hohlvenen eingeführt wurde, daß aber in 6 Anstalten die periphere Venendruckmessung fallweise, mit der Infusionsmethode während der Schockbehandlung, vorgenommen wird. Genau das zu erreichen war unser Ziel.

Selbstverständlich hat jede Untersuchungsmethode ihre besonderen Grenzen. Die Venendruckmessung verlangt die Beachtung allgemeiner Beschränkungen, die periphere Methode zusätzlich die Vermeidung spezifischer Fehlerquellen. Die allgemeinen Einschränkungen beziehen sich vorwiegend auf die Interpretation der Meßergebnisse. So muß hier neuerlich hervorgehoben werden, daß:

1. Der isoliert beurteilte Venendruckwert sehr wenig Aussagekraft besitzt. Hat doch schon allein die große Streuung der Normalwerte in Ruhe, der praktischen Nutzung des Verfahrens jahrzehntelang im Wege gestanden. Der zentral oder peripher ermittelte Druckwert muß in eine funktionelle Beziehung zum Gesamtkreislauf gebracht werden, denn Druck oder Volumenänderungen an einer Stelle des Kreislaufs lassen sich nur deuten, wenn das Mitreagieren des ganzen Systems bekannt ist. Ebenso sind auch regulatorische oder medikamentös bedingte Tonusänderungen im venösen System in solche Überlegungen miteinzubeziehen. Auf Einzelheiten können wir aber hier nicht näher eingehen, sondern verweisen sowohl auf neuere Befunde, die von ALLGÖWER (1967) im Zusammenhang mit dem protrahierten hämorrhagischen Schock mitgeteilt wurden, als auch auf die neuesten Untersuchungen von STOECKEL (1967), der bei peritonitis- bzw. ileuskranken Kleinkindern Änderungen in der Venomotorik vermutet.

2. Nicht der einmalig gemessene Venendruck ist für die Diagnostik entscheidend, sondern das kontinuierlich oder intermittierend erhobene Druckprofil, das die hämostatischen Veränderungen im Niederdrucksystem in zeitlicher Folge anzeigt. Wir urteilen also viel häufiger nach Änderungstendenzen, als nach den ohnehin nur relativ gültigen Bestimmungswerten. Hierin liegt auch der Grund, warum die bloße visuelle Abschätzung der Halsvenenfüllung, zweifellos das allereinfachste diagnostische Verfahren, auf jeden Fall unzureichend ist.

In diesem Zusammenhang sind mit Recht gegen unseren, allerdings nur für die Schockbehandlung postulierten „Venendruck-Normwert" von 10 cm H_2O Bedenken erhoben worden. Wir können diese kritischen Stimmen nicht mit theoretisch beweisbaren Argumenten widerlegen, wir dürfen lediglich feststellen, daß sich diese, bei der Transfusionstherapie anzustrebende Druckgrenze auch heute noch bewährt und wir keinen Grund sehen, ein anderes Grenzkriterium für die Volumensubstitution einzusetzen.

Darüber hinaus wurde uns vorgehalten, daß die diagnostischen Simplifizierungen, die wir in Form leicht merkbarer Gleichungen gebracht haben, etwa:

„Hoher Venendruck + schlechter peripherer Kreislauf (beurteilt an Hautfarbe, Temperatur- und Kapillarfüllung) = Herzinsuffizienz; oder:

„gleiche Venendruckwerte zeigen beim gleichen Probanden gleiche Blutvolumina an",

unzulässig seien. Diesem Urteil wollen wir nicht widersprechen, aber doch zu bedenken geben, daß mit solchen didaktischen Abstrahierungen die Praxis bisher gut zurechtkommt. Mit einem komplizierteren Konzept diagnostischer Erwägungen kann niemand in die Alltagsarbeit vorstoßen.

Spezielle Beschränkungen erfährt nun die periphere Venendruckmessung durch eine Reihe naheliegender Fehlerquellen.

Hier spielt einmal:

1. Ein hämodynamischer Faktor eine Rolle, indem nämlich jede Änderung des peripher-zentralen Druckgradienten, d. h. jede Änderung der Strömungsgeschwindigkeit des venösen Blutes, den an einer peripheren Stelle gemessenen Druckwert verändert. Darauf haben schon Landis und Hortenstine hingewiesen, als sie noch 1950 die Venendruckmessung für klinisch unbrauchbar hielten. Solche Fehlbestimmungen fallen allerdings nur bei extremen Volumeneinbußen oder Vermehrungen ins Gewicht, maksieren aber auch da nicht die grundsätzliche Möglichkeit, eine Normovolämie von einer Hypo- oder Hypervolämie zu unterscheiden.

2. Jede mechanische Einwirkung auf den von der Meßstelle proximal gelegenen Anteil des venösen Gefäßes verändert lokal den transmuralen Druck und täuscht hohe Bestimmungswerte vor, die ohne Abklärung und Ausschaltung solcher Noxen immer fehlinterpretiert werden. So haben wir im Laufe der Zeit eine Reihe von Störungsmöglichkeiten aufgedeckt, die uns anfänglich manchmal irregeleitet hatten.

Mechanische Strömungshindernisse können im peripheren, mittleren oder zentralen Gefäßabschnitt liegen. Das Anlehnen der Operationsassistenz an den zur Messung und Infusion abduzierten Arm, eine zu straff angelegte Blutdruckmanschette, bzw. die nicht völlig entlüftete Blutdruckmanschette, führen zu Fehlmessungen in hohe Druckbereiche. Das Anliegen der Infusionskanüle an der Venenwand oder an einer Venenklappe behindert den freien Ablauf der Meßlösung. In einem solchen Fall bleibt die Flüssigkeitssäule schon im obersten Anteil des Infusionssystems stehen. Bei jeder Druckmessung, die hohe Werte ergibt, überprüfen wir daher regelmäßig die Lage der Kanüle, und sehen doch häufiger als erwartet, daß der eben beschriebene Fehler vorgelegen hat. Man muß also der einwandfreien Kanülenlage bei der peripheren Messung die größte Aufmerksamkeit schenken. Weiters kann die übermäßige Abduktion des Armes eine Kompression der V. subclavia zwischen dem vorderen M. scalenus und dem M. sternocleido-mastoideus zur Folge haben.

Bei der Strumaresektion beobachten wir nicht selten plötzlich auftretende extreme Druckschwankungen, die mit der Präparation und Luxation des meßseitigen Strumaanteiles im Zusammenhang stehen.

Daß ferner Drucksteigerungen im intrathoracalen Raum auch den Venendruck verändern, ist schon seit den Anfängen der Meßversuche bekannt. Die beim Husten und Pressen erhobenen Befunde sind unverwertbar. Ein Spannungspneumothorax täuscht hypervolämische Druckwerte vor. Beachtenswerte Sonderfälle zentraler Venendrucksteigerungen aber sind das traumatische Hämatopericard und die massive Pulmonalembolie. Wir haben zwei Fälle von Herzbeuteltamponade untersuchen können, die beide bei unmeßbaren arteriellen Blutdruckwerten Venendrucksteigerungen bis zu 40 cm H_2O boten. Allerdings haben wir beide Patienten verloren, da wir sowohl mit der Diagnose, wie mit der operativen Intervention zu spät kamen. Gerade deswegen wollen wir diese Art der transmuralen Drucksteigerung besonders hervorheben, weil sie nach einem Trauma des Thorax nicht ohne weiteres als myogenes Herzversagen mißdeutet werden darf. Bei der massiven Pulmonalembolie sind die Kreislaufbefunde sehr ähnlich und müssen durch weitere differentialdiagnostische Überlegungen abgeklärt werden. Letztlich soll noch erwähnt sein, daß auch intracerebrale Drucksteigerungen Venendruckerhöhungen zur Folge haben können. Wir allerdings fanden solche Zusammenhänge keineswegs regelmäßig, dennoch sollte man nach Schädelverletzungen an diese Möglichkeit denken.

Das Resumee aller hier angeführten Fehlerquellen von Interpretation und Meßtechnik könnte nun allzuleicht den Eindruck erwecken, wir hätten uns in bezug auf die klinische Brauchbarkeit der Venendruckmessung, insbesondere des peripheren Verfahrens, selbst widersprochen. Dies ist aber keineswegs der Fall. Die lange praktische Erfahrung hat gezeigt, daß auch die periphere Druckmessung zusammen mit anderen Kreislaufbefunden eine zufriedenstellende Auskunft über Blutvolumenverhältnisse und Herzleistung gibt. Wir glauben kaum, daß der Kliniker, der sich gerade in diesem oder jenem Einzelfall schnell über den Venendruck orientieren will, einen Cavakatheter einlegt, wenn er ihn nicht auch für andere Zwecke dringend benötigt. Er wird auf diese Orientierung entweder überhaupt verzichten, oder eben die periphere Druckmessung vornehmen. Wir wollen ihm hier nun nahelegen, das letztere zu tun, denn seine Ergebnisse werden nicht schlechter sein, als die sehr kritisch beurteilten peripheren Venendruckbefunde, die ZÖLLNER und KÖNIG 1958 bei ihren Kreislaufuntersuchungen erhoben haben. Bekanntlich stehen Theorie und Erfahrung gegeneinander im ständigen Konflikt. Nur durch Handeln können sie vereinigt werden.

Literatur

1. ALLGÖWER, M.: Haemodynamik und Staseprobleme des Blutverlustes. Bibl. haemat. **27**, 147 (1967).
2. BASCH, S. R.: Zit. n. V. FEURSTEIN, Grundlagen und Ergebnisse der Venendruckmessung zur Prüfung des zirkulierenden Blutvolumens. Berlin-Heidelberg-New York: Springer 1965.

3. Borow, M., L. Aquilizan, A. Krausz, and A. Stefanides: The Use of Control Venous Pressure as an Accurate Guide for Body Fluid Replacement. Surg. Gynec. Obstat. 120, **3**, 545 (1965).
4. Brandt, F.: Die Abhängigkeit des Venendruckes von der Größe der zirkulierenden Blutmenge zugleich ein Beitrag zur Frage seiner klinischen Bedeutung. Z. klin. Med. 116, 398 (1931).
5. Burri, C. und W. Müller: Venendruckmessungen im Tierversuch und beim chirurgischen Patienten. Anaesthesist, 15, **4**, 132 (1966).
6. — —, E. Kuner und M. Allgöwer: Methodik der Venendruckmessung. Schweiz. Med. Wschr. 96, **19**, 624 (1966).
7. Delius, L.: Buchbesprechung. Z. f. Kreislaufforschg. 55, **5** (1966).
8. Dritsas, K. G. and C. M. Couves: The Dynamics of Venous Return and Its Effects on the Microcirculation During Total Cardiopulmonary Bypass. Canad. J. Surg. 9, **2**, 145 (1966).
9. Eastridge, C. E., F. A. Hughes, I. R. Prather, and E. E. Clemmons: Use of Control Venous Pressure in the Management of Circulatory Failure, Review of Indications and technic. Americ. Surg. 32, **2**, 121 (1966).
10. Escat, J., J. M. Suc, R. Saury et F. Lazorthes: La pression veineuse centrale en reanimation. Rev. Med. Toulouse, 2, **6**, (II), 497 (1966).
11. Feurstein, V.: Die Venendruckmessung und ihre Bedeutung für die Retransfusion akuter Blutverluste. Bibl. haemat. vol. 16, 134 (1963).
12. — Grundlagen und Ergebnisse der Venendruckmessung zur Prüfung d. zirkulierenden Blutvolumens. Springer, 1965, Anaesthesiologie und Wiederbelebung, Bd. 7.
13. Frey, A.: Zit. n. V. Feurstein, Grundlagen und Ergebnisse der Venendruckmessung zur Prüfung des zirkulierenden Blutvolumens. Berlin-Heidelberg-New York: Springer 1965.
14. Gauer, O. H. und J. P. Henry: Die Wirkungen von Transfusionen auf den Kreislauf. Anaesthesist 9, 269 (1959).
15. Mc. Gowan, G. K. and G. Walters: The Value of Measuring Central Venous Pressure in Shock. Brit. J. Surg. **50**, 821 (1963).
16. Helsingen, N.: The Clinical Measurement of Central Venous Pressure. T. Norske Laegetoren, 86, **9**, 600 (1966).
17. Horisberger, B.: Die Bedeutung der kontinuierlichen Überwachung des zentralen Venendruckes bei labilen Kreislaufverhältnissen. Helv. Chir. Acta 33, **1–2**, 9 (1966).
18. Hughes, R. E. and G. J. McGovern: The Relationship Between Right Atrial Pressure and Blood Volume. Arch. Surg. **79**, 238 (1959).
19. Jenkins, L. C. and G. Screech: Central Venous Pressure Monitoring in Anaesthesia. Canad. Anaesth. Soc. J. 13, **5**, 513 (1966).
20. Johnson, H. D.: Venous Pressure – Its Physiology and Pathology in Haemorrhage, Shock and Transfusion. Brit. J. Surg. **51**, 276 (1964).
21. Klinberg, N. A.: Haemodynamische Veränderungen bei Kindern während Operationen in Intrachealer Narkose mit künstlicher Beatmung der Lungen. Vestn. Khir. Grekov. 2, **96**, 72 (1966).
22. Landis, E. M. and J. C. Hortenstine: Functional Significance of Venous Blood Pressure. Physiol. Rev. **30**, 1 (1950).
23. Longerbeam, J. J., R. Vannix, W. Wagner, and E. Joergenson: Central Venous Pressure Monitoring. A Useful Guide to Fluid Therapie During Shock and Other Forms of Cardiovascular Stress. Amer. J. Surg. 110, **2**, 220 (1965).
24. Moritz, F. und D. v. Tabora,: Über eine Methode, beim Menschen den Druck in oberflächlichen Venen exakt zu bestimmen. Dtsch. Arch. Klin. Med. **98**, 475 (1919).

25. Piskorz, A., K. Stengert und L. Wolowicka: Der Wert der Messung des zentralen Venendruckes bei der Behandlung der akuten Kreislaufinsuffizienz bei chirurgischen Kranken (polnisch). Pol. Tyg. Lek. 20, **38**, 1404 (1965) (Poln. Med. Wschr.).
26. Recklinghausen, H.: Zit. n. V. Feurstein, Grundlagen und Ergebnisse der Venendruckmessung zur Prüfung des zirkulierenden Blutvolumens. Berlin-Heidelberg-New York: Springer 1965.
27. Ryan, G. M. and W. S. Howland: An Evaluation of Central Venous Pressure Monitoring. Anesth. Analg. Cuor. Res. 45, **6**, 754 (1966).
28. Saegesser, M.: Die Bedeutung des zentralen venösen Blutdrucks in der Chirurgie. Schweiz. Med. Wschr. 95, **29**, 974 (1965).
29. Spang, R.: Buchbesprechung. Hypokrates 38, **10** (1967).
30. Scheu, H.: Buchbesprechung. Schweiz. Med. Wschr. **46** (1966).
31. Stengert, K., W. Jurczyk, R. Sienicki und E. Wysocki: Der Zentralvenendruck in der Anaesthesie und der Schockbekämpfung. Anaesthesist 16, **5**, 125 (1967).
32. Stoeckel, H.: Kreislaufüberwachung bei Säuglingen und Kleinkindern mit Hilfe des zentralen Venendruckes. Anaesthesie, im Druck.
33. Talbert, J. L. and J. A. Haller: Technic of Central Venous Pressure Monitoring in Infants. Amer. Surg. 32, **11**, 767 (1966).
34. Wilson, J. N.: Rational Approach to Management of Clinical Shock-Utilizing Light-Reflexion Oximetry and Central Venous Pressure Monitoring. Arch. Surg. 91, **1**, 92 (1965).
35. Zöllner, N. und E. König: Veränderungen des Belastungsvenendruckes durch die Wirkung von Herzglykosiden. Z. f. Kreislaufforschg. 47, 31 (1958).

Blood Volume, Extracellular Fluid Volume and Central Venous Pressure in Haemorrhagic Shock

By **K. Okada, K. Ikeda, S. Tanaka, I. Kataoka,** and **H. Yamamura**

Department of Anesthesiology (Director: Prof. Dr. H. Yamamura),
Tokyo University Hospital, Tokyo

Estimation of circulatory dynamics in haemorrhagic shock plays an important role in the management of patients. Circulatory blood volume and extracellular fluid volume measurement are important and recently many reports [1–4] have appeared on the diminution of extracellular fluid space (ECF) in haemorrhagic shock.

Measurement of circulating blood volume and extracellular fluid volume can be obtained by the isotope dilution method, but we must resolve the technical difficulty in this measurement. For example, equilibration time of radioisotopes is prolonged in shock, and multiple samplings are required to establish equilibration.

Even if we can get the values, it is very doubtful whether they would correspond exactly to the true volume. For the estimation of such a shock state, central venous pressure measurement seems clinically the most interesting.

If we can obtain the relationships among circulating blood volume, ECF volume and central venous pressure in shock, they might be very useful for the treatment of shock patients.

In order to make clear the relationships, today we shall discuss only the results of animal experiments.

Method

Mongrel dogs were bled into a state of haemorrhagic shock by a modified method of Wiggers [5]. Dogs were anesthetized with 30 mg/kg doses of pentobarbital given intravenously. They were placed in a supine position, a catheter was inserted into femoral artery for measuring the arterial pressure and a big catheter was inserted into the other femoral artery, through which the blood was drawn off into the bottle.

Two catheters were inserted for measurement of central venous pressure and for administration of shed blood and Ringer's lactate solution.

A thermometer was placed into the oesophagus in order to monitor body temperature during the experiment. As a control, when the preparation was finished, blood volume and ECF volume were measured. Bleeding was then begun while the bottle was elevated to a level above the animal, which permitted mean arterial pressure to stabilize at 60 mmHg. The blood bottle was lowered or raised to maintain constant arterial pressure. Approximately 30 min was required to obtain a constant mean pressure of 60 mmHg.

Mean arterial pressure of 60 mmHg was then maintained for 2 h. During this period, circulating blood volume and ECF volume were measured.

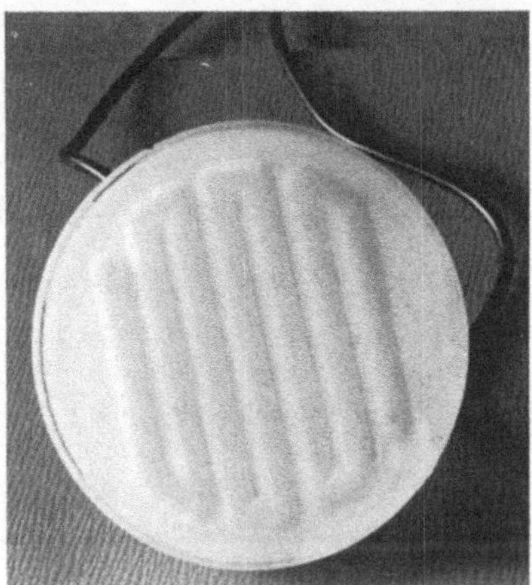

Fig. 1

Then the shed blood was all transfused by the intravenous route. The animals were divided into 2 groups. One group had only the transfusion of shed blood, and the other transfusion plus Ringer's lactate solution, the amount of which was 20–30% ECF (this ECF value being estimated by body weight).

One hour after transfusion, the measurement of blood volume and ECF volume was performed again. Central venous pressure was measured every 15 min throughout the experiment.

The measurements of circulating blood volume and ECF volume were performed as follows: ^{125}I-tagged serum albumin was used as tracer for circulating blood volume. After the administration of the tracer, 2 ml blood sample was drawn at 10, 20 and 30 min. These samples were measured by Volemetron. The values obtained were plotted on a semi-log scale and extrapolated to zero time.

We assume this point to be the circulating blood volume. ^{35}S-labelled sodium sulfate was used to estimate ECF volume. ^{35}S was measured by the anthracene free-flow cell, designed by Albert in the U.S.A. [6].

The anthracene free-flow cell consists of a disc of transparent acrylic resin made to form a shallow unidirectional channel (Fig. 1).

^{35}S is a weak beta-emitting radioisotope, and the anthracene crystals emit a blue fluorescent light when exposed to ionizing radiation. This light

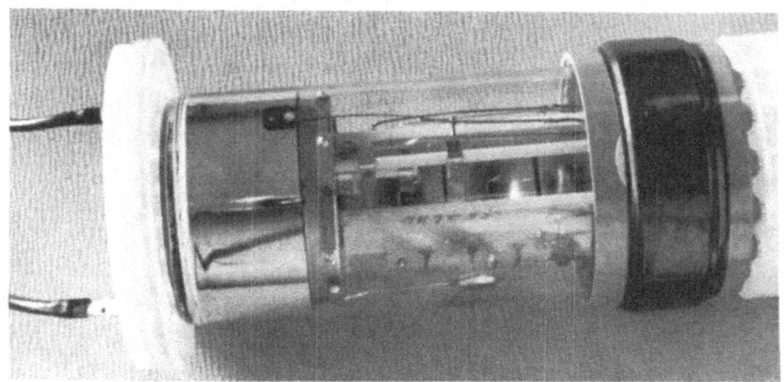

Fig. 2

is amplified by the photomultiplier and counted by a scaler (Fig. 2). Preparation of the sample is performed as follows: all of the blood proteins are precipitated with 20% trichloracetic acid in a 1:1 ratio.

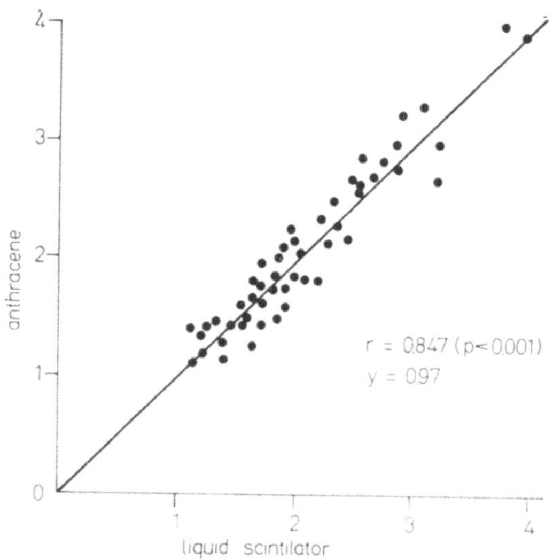

Fig. 3. Comparison between anthracene cell and liquid scintillator

This mixture is shaken and centrifuged. Plasma filtrate samples are then introduced into the anthracene free-flow cell and the count rate of ^{35}S in the plasma filtrate is obtained from the concentration curve established by plotting the known concentration of ^{35}S against the count rate. After intravenous administration of 10 mC of ^{35}S, 10 ml blood samples are drawn after 40, 50 and 60 min.

After measurement of the radioactivity, values are extrapolated to zero time. Dividing the total injected dose by the value extrapolated to zero time and corrected for plasma water and the Gibbs-Donnan effect, ECF volume is easily calculated.

In order to ascertain the accuracy of the anthracene cell, the same samples were measured by anthracene cell and liquid scintillation counter respectively. Fig. 3 shows the relationship between them. The values measured by liquid scintillation counter are plotted on the abscissa and on the ordinate the values by anthracene cell. Good correlation exists between them, expressed as $y = 0.97\,x$.

Results and Discussion

1. During haemorrhagic shock:

The total shed blood volume necessary to maintain 60 mmHg of arterial pressure was 41.6% of circulating blood volume of control level. But its distribution ranged from 16.9% to 55.6% of circulating blood volume, thus confirming that each dog reacts differently to bleeding.

Fig. 4 shows the relationship between the known blood loss and the change in central venous pressure. On the ordinate was plotted the known

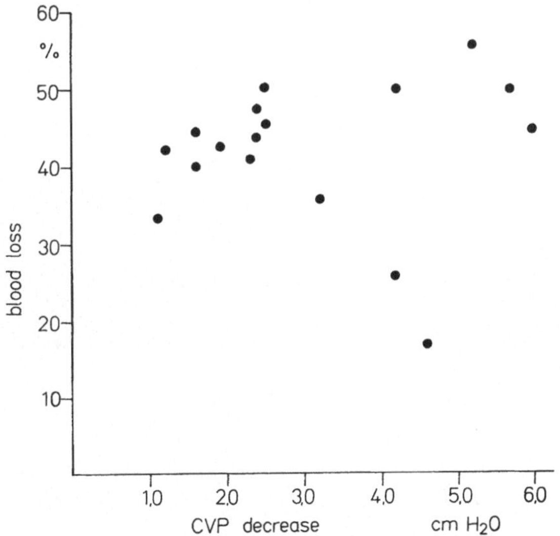

Fig. 4. Known blood loss and central venous pressure (= CVP)

blood loss, expressed as % of the circulating blood volume at resting level, on the abscissa, the fall in central venous pressure.

There ist statistically no correlation between the two parameters. Fig. 5 shows the known blood loss in bottle plotted against the circulating blood

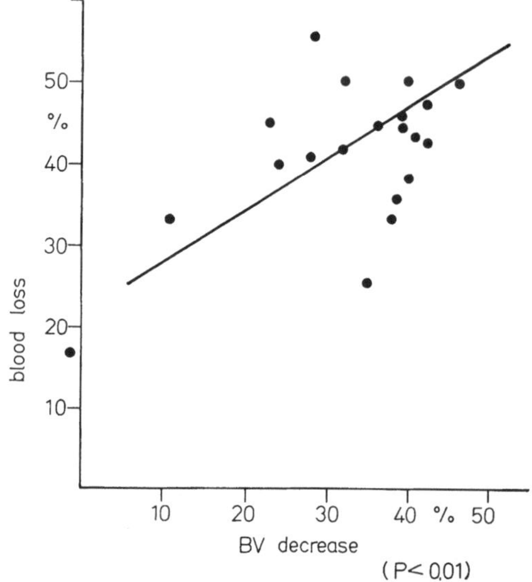

Fig. 5. Known blood loss and measured blood volume (= BV)

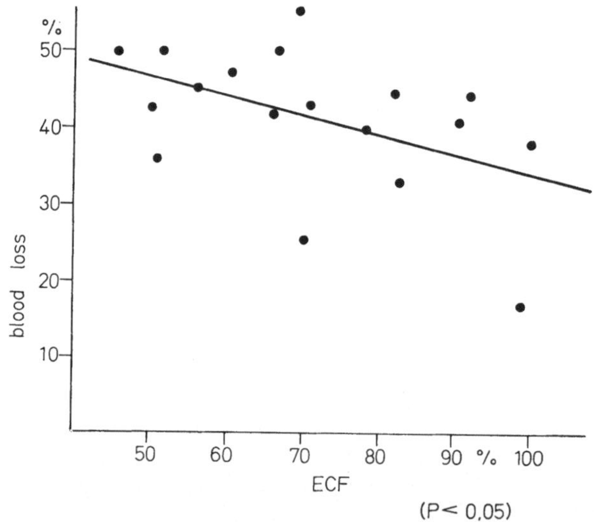

Fig. 6. Known blood loss and extracellular fluid volume (= ECF)

loss as measured by the radioisotope dilution technique. Significant correlation was found between them. Central venous pressure determination indicates the existence of hypovolemia, but does not indicate volume of blood closs.

Fig. 6 shows the variation of extracellular fluid volume in haemorrhagic shock, with the known blood loss plotted against the ECF volume. The greater the blood loss, the greater the diminution of ECF volume.

Between ECF and circulating blood volume, obtained by the dilution technique, there existed good correlation. On the abscissa, ECF volume was plotted and on the ordinate circulating blood volume was plotted; 100% indicates the pre-haemorrhagic level (Fig. 7).

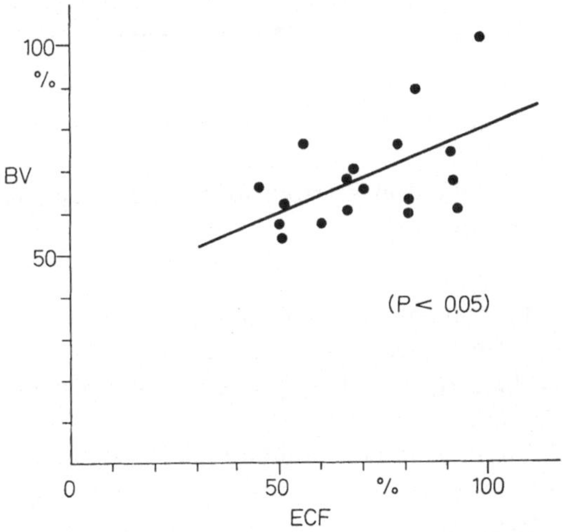

Fig. 7. Measured blood volume (= BV) and extracellular fluid volume (= ECF)

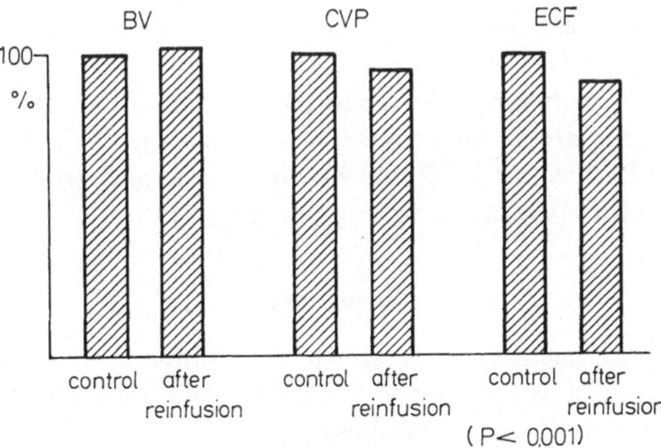

Fig. 8. Blood volume, central venous pressure and extracellular fluid volume after reinfusion

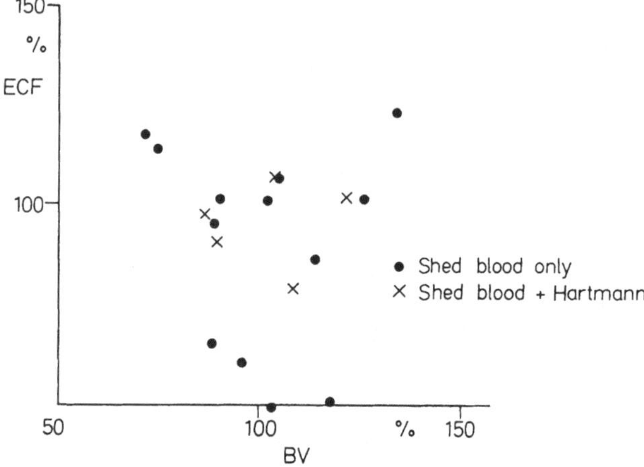

Fig. 9. Extracellular fluid and blood volume after reinfusion

The more the diminution of circulating blood volume, the more the diminution of ECF volume.

2. Retransfusion:

After the shed blood only or the blood plus Ringer's lactate solution was transfused intravenously, we again examined the relationship among the 3 factors. As can be seen from Fig. 8, circulating blood volume and CVP returned to their initial levels after retransfusion.

Infusion of Ringer's lactate solution had no influence upon these 2 factors. The ECF volume did not return to its initial level although the shed blood was transfused again. This is statistically significant. The shed blood plus Ringer's lactate solution was also ineffective for expansion of ECF volume. Our experiments are not sufficient to drow the conclusion about the mechanism of inefficacy of Ringer's lactate solution on ECF volume.

One reason for this may be due to the less amount of the solution than American groups are using [3, 7]. The diminution of ECF volume was compared to the level of CVP and blood volume and no correlation was found either with CVP or blood volume (Fig. 9).

Summary

Experimental haemorrhagic shock was induced in dogs after the modified method of WIGGERS and the relationships among blood volume, ECF volume and CVP were examined.

Blood volume and ECF volume were measured with ^{125}I-serum albumin and ^{35}S-sodium sulfate.

The shedblood volume ranged from 16.9% to 55.6% of initial circulating blood volume. Significant correlation was found between blood volume and ECF volume, but CVP had neither correlation to ECF volume nor blood volume.

When the shed blood or the blood plus Ringer's lactate solution (20–30% amount of ECF volume) was transfused intravenously, circulating blood volume and CVP returned to their initial levels but ECF volume did not returned to its initial level. After the transfusion, the diminution of ECF volume had neither correlation to CVP nor blood volume.

References

1. Wilson, B. J. and K. O. Adwan: A critical assessment of the use of blood transfusions during major gastric operations, A.M.A. Arch. Surg. **80**, 760 (1960).
2. Shires, T., J. Wiliams, and F. Brown: Acute changes in extracellular fluids associated with major surgical procedures, Ann. Surg. **154**, 803 (1961).
3. –, T., D. Coln, J. Carrico, and S. Lightfoot: Fluid therapy in haemorrhagic shock, Arch Surg. **88**, 688 (1964).
4. Crenshow, C. A., P. C. Canizaro, G. T. Shires, and A. Allsman: Changes in extracellular fluid during acute haemorrhagic shock in man, Surg. Forum **13**, 6 (1962).
5. Wiggers, C. J.: Physiology of shock, Commonwealth Fund, Cambridge, Mass, Harvard University Press, pp. 138–139, 1950.
6. Albert, S. N., T. Shibuya, C. A. Albert, E. F. Hirsch, and Ira N. Brecher: On measuring extracellular fluid volume. Proceeding of the 2nd Asian and Australasian Congress of Anesthesiology. 18, 1967.
7. Dillon, J., L. J. Lynch, R. Myers, and H. R. Butcher: The treatment of haemorrhagic shock, Surg. Gynec. & Obst. **122**, 967 (1966).

Verhalten des zentralen Venendrucks bei Lagewechsel

Von **Th. Ockenga** und **K. Pabst**

Aus der II. Medizinischen Universitätsklinik u. Poliklinik, Mainz
(Direktor: Prof. Dr. P. Schölmerich)

Beim Übergang vom Liegen zu aufrechter Körperhaltung treten in den langgestreckten Gefäßen des venösen Systems hydrostatische Drucke auf. Der Venendruck in der oberen Körperhälfte sinkt ab, während er in den caudalen Venenabschnitten ansteigt (Gauer). Am „hydrostatischen Indifferenzpunkt" (Wagner), der beim Gesunden 10–15 cm unterhalb vom Zwerchfell liegt, ändert sich der Venendruck bei Lagewechsel nicht. Bei der Messung des zentralen Venendrucks für klinische Zwecke ist im wesentlichen sein Verhalten in Höhe des rechten Vorhofs von Interesse. An dieser Stelle ist die bei Lagewechsel auftretende Druckänderung durch den Abstand des rechten Herzens vom hydrostatischen Indifferenzpunkt bestimmt. Es ist zu erwarten, daß durch Verkleinerung dieses Abstandes in Folge Abnahme der Gefäßelastizität, z. B. bei Patienten mit Herzinsuffizienz, die Änderungen des zentralen Venendrucks beeinflußt werden. Bei Herzgesunden und Herzinsuffizienten wurde daher das Verhalten des zentralen Venendrucks bei Lagewechsel untersucht.

Methodik

Die Messungen erfolgten jeweils in drei verschiedenen Körperlagen. 1. In waagerechter Haltung, 2. in einer Lage mit 70° gegen die Horizontale aufgerichtetem Oberkörper beim Herabhängen der Beine um 30° gegen horizontal, 3. in einer Position mit Beinhochlage, etwa 80° gegen horizontal. Die Druckregistrierung erfolgte mittels eines über die Vena femoralis nach zentral vorgeschobenen Venenkatheters durch elektromechanische Druckwandler. Zur Einstellung des Nullniveaus am Statham-Element in Vorhofhöhe wurde am liegenden Patienten ein Punkt zwischen erstem und zweitem oberen Drittel des Thorax ermittelt, auf einer Linie, die 5 cm cranial von der perkutorisch bestimmten Lungen-Lebergrenze senkrecht zur Körperlängsachse verlief. Bei Lagewechsel wurde der Manometer-Nullpunkt jeweils auf diese Marke nachgestellt.

Ergebnisse

Die Ergebnisse der Messung des zentralen Venendrucks bei Lagewechsel zeigt Abb. 1. Drei verschiedene Körperpositionen, in denen die Registrierung erfolgte, sind auf der Abszisse schematisch angegeben. Eingetragen sind die integrierten Mittelwerte des zentralen Venendrucks in mmH_2O. Die bei den einzelnen Versuchspersonen in verschiedenen Körperlagen gemessenen Drucke sind durch Symbole markiert und mit durchgezogenen

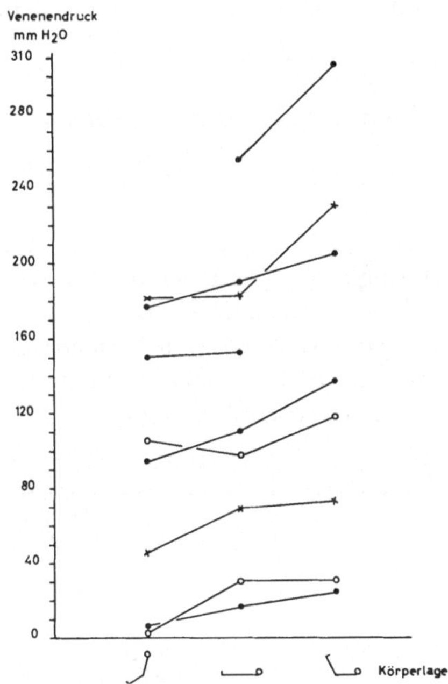

Abb. 1. Verhalten des zentralen Venendrucks bei Lagewechsel von Gesunden und Herzinsuffizienten. Erkl. s. Text

Linien untereinander verbunden. Jede Kurve gibt das Verhalten des zentralvenösen Druckes bei einer Versuchsperson wieder. Bei allen Patienten, die in waagerechter Position einen zentralen Venendruck von mehr als 100 mm H_2O aufwiesen, waren klinisch Zeichen einer manifesten Herzinsuffizienz nachweisbar. Bei drei Patienten, deren Venendruck im Normbereich lag, handelte es sich in zwei Fällen um Herzkranke nach erfolgreicher Rekompensation (○, ×). Beide Patienten wurden ebenfalls im Zustand der Dekompensation untersucht (gleiche Symbole). Der dritte Patient war kreislaufgesund. Wie das Diagramm erkennen läßt, führt ein Lagewechsel von waagerechter zu aufrechter Körperhaltung bei gesunden bzw. rekompensierten Versuchspersonen zu einem Abfall des zentralen Venendrucks um

10–30 mmH_2O. Beinhochlage bewirkt einen geringen Venendruckanstieg bis zu 15 mmH_2O oder bleibt ohne meßbaren Einfluß.

Im Gegensatz dazu ist die Venendruckänderung beim Herzinsuffizienten beim Übergang von waagerechter zu mehr aufrechter Körperhaltung wesentlich geringer. In drei Fällen wurde kein Venendruckabfall registriert. In zwei Fällen betrug er 10–15 mmH_2O. Beinhochlage läßt, weit mehr als beim Gesunden, den zentralen Venendruck ansteigen. Besonders ausgeprägte Steigerungen bis zu 55 mmH_2O wurden bei zwei schwer dekompensierten Patienten mit excessiver Erhöhung des zentralen Venendrucks beobachtet.

Besprechung der Ergebnisse

Die Untersuchungen ergaben, daß bei Herzinsuffizienten der zentrale Venendruck bei Übergang von waagerechter zu aufrechter Körperhaltung weniger stark abfällt als bei Gesunden. Beinhochlage führt hingegen bei Herzinsuffizienten, abhängig von der Höhe des zentralen Venendrucks, zu einem wesentlich stärkeren Druckanstieg als bei Gesunden und Rekompensierten. Dieses Verhalten des zentralen Venendrucks bei Lagewechsel kann durch die unterschiedliche Elastizität des Venensystems bei Kreislaufgesunden und Dekompensierten erklärt werden.

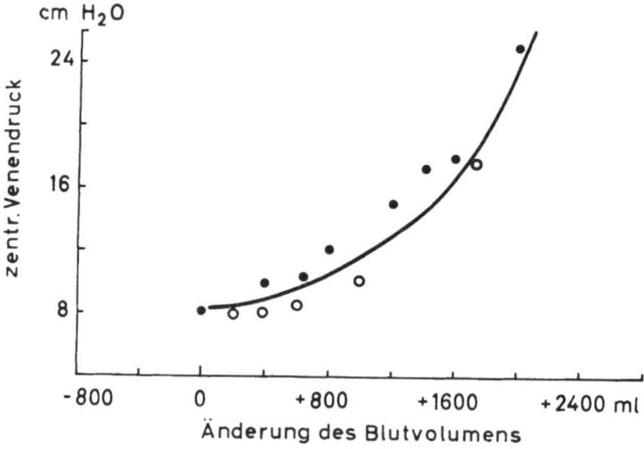

Abb. 2. Beziehung zwischen zentralem Venendruck und Blutvolumen bei Herzinsuffizienz. ● eigene Untersuchungen, ○ Eichna und Mitarb.

Eine Elastizitätsänderung der venösen Gefäße bei Herzinsuffizienz kann einmal durch aktive Änderungen des Venentonus bedingt sein (Sharpey-Schafer), andererseits auch passiv durch Vermehrung des Blutvolumens erfolgen (Wollheim). Die Beziehung zwischen zentralem Venendruck und Blutvolumen bei Herzinsuffizienz geht aus dem Diagramm der Abb. 2

hervor. Mit Zunahme des Blutvolumens steigt der zentrale Venendruck exponentiell an. Die geschlossenen Punkte wurden aus eigenen Untersuchungen gewonnen (PABST, SCHÖLMERICH und BAUM), die mit offenen Kreisen gekennzeichneten Werte von EICHNA und Mitarb. übernommen. Der Verlauf der Kurve zeigt, daß mit zunehmenden Blutvolumen und ansteigendem Venendruck die Dehnbarkeit der venösen Gefäße abnimmt. Wie bereits einleitend erwähnt, verschiebt sich der hydrostatische Indifferenzpunkt bei Lagewechsel herzwärts, wenn die Elastizität des Venensystems abnimmt, d. h. in diesem Fall wird die Änderung des zentralen Venendrucks in Herzhöhe bei Übergang zu aufrechter Körperlage kleiner. Dieses Verhalten wurde bei dekompensierten Patienten beobachtet.

Hochlagerung der Beine führt, dem hydrostatischen Druckgefälle entsprechend, zur Verschiebung eines relativ großen Blutvolumens aus den Beinvenen nach zentral. Ist die Dehnbarkeit der zentralen Venen durch Herzinsuffizienz weitgehend reduziert, so muß eine weitere Zufuhr von Blutvolumen einen weit stärkeren Anstieg des zentralen Venendrucks zu Folge haben als beim Gesunden mit dehnbarem Venensystem.

Zusammenfassung

Der zentrale Venendruck wurde über einen zentralen Venenkatheter bei Lagewechsel von Herzinsuffizienten und Kreislaufgesunden gemessen. Bei Übergang von waagerechter zu aufrechter Körperhaltung zeigt sich bei kardial Dekompensierten ein geringerer Abfall des zentralen Venendrucks als bei Herz- und Kreislaufgesunden. Beinhochlage führte bei Herzinsuffizienten zu einem erheblichen Anstieg des Druckes in den Zentralvenen, während der zentrale Venendruck bei Kreislaufgesunden nur geringfügig anstieg. Das Verhalten des zentralen Venendrucks bei Lagewechsel wird durch unterschiedliche Elastizität der venösen Blutgefäße bei Gesunden und Herzkranken erklärt.

Summary

Central venous pressure (CVP) was measured in horizontal position and with tilting in patients with congestive heart failure (CHF) and in normals, utilsing a central venous catheter. CVP fell during tilting in patients with CHF less than in normals. Elevation of legs resulted in a considerable venous pressure rise in patients with CHF, while in normal persons this pressure increment was only minimal.

The different response of CVP in tilting is explained by variations in elasticity of the venous blood vessels in health and heart disease.

Literatur

1. EICHNA, L. W., G. J. FABER, A. R. BERGER, D. P. EARLE, B. RADER, E. PELLEGRINO, R. E. ALBERT, J. D. ALEXANDER, H. TAUBE, and S. YOUNGWIRTH: Circulation **7**, 674 (1953).
2. GAUER, O. H., in: LANDOIS-ROSEMANN, Lehrbuch der Physiologie des Menschen, Bd. I. München-Berlin 1960.
3. PABST, K., P. SCHÖLMERICH und P. BAUM: IV. Europäischer Kardiologenkongreß Prag 1964. Cor et vasa (Praha) **6**, 244 (1964).
4. SHARPEY-SCHAFER, E. P.: Brit. med. J. 1961/II, 1589.
5. WAGNER, E.: Pflüger's Arch. **39**, 371 (1886).
6. WOLLHEIM, E.: Verh. dtsch. Ges. Kreislaufforsch. **16**, 75 (1950).

Kontinuierliche peroperative periphere bzw. zentrale Venendruckmessung zur Beurteilung intravasaler Flüssigkeitsänderungen

Von **E. P. John** und **H. Pflüger**

Aus der Anaesthesie-Abteilung am Krankenhaus Nordwest, Frankfurt (Main)
(Direktor: Prof. Dr. med. H. PFLÜGER)

Die Konstanz der zirkulierenden Blutmenge ist Grundlage einer normal bilanzierten Hämodynamik. Seitdem arterieller Blutdruck und venöses Blutvolumen als Ausdruck sinnvollen physiologischen Zusammenspiels zwischen Hoch- und Niederdruck-System von PAINTAL postuliert wurden, ist in bezug auf Regulation und Beurteilung des Gesamtkreislaufes ein neuer Gesichtspunkt deutlich geworden. Bei der Bewertung gestörter Kreislaufverhältnisse muß berücksichtigt werden, daß 85–90% des zirkulierenden Gesamtvolumens in den venösen Kreislaufschenkel eingebettet sind (FEURSTEIN). Infolge viel trägerer Regulationsmechanismen machen sich intravasale Volumenverschiebungen in erster Linie als Zustandsänderung im Niederdruck-System bemerkbar. Dabei unterliegt die Abstimmung von Blutvolumen und Gefäßtonus im extra-arteriellen Bereich einem vorwiegend hämostatischen Verhalten (GAUER und HENRY). Wie wir wissen, befindet sich etwa ein Drittel bis ein Viertel dieses extraarteriellen Blutvolumens in den intrathorakal gelegenen, venösen Gefäßabschnitten. Infolge innerer Einflüsse ändert sich das zirkulierende Blutvolumen laufend. Der Organismus bedient sich zur Kompensation und Regulation des Fließgleichgewichtes der intravasalen Flüssigkeitsmenge zum interstitiellen Flüssigkeitspool. Äußere Faktoren vermögen diese Ordnung oftmals dramatisch zu verändern. Daraus ergibt sich unser Bestreben, einen Einblick in das jeweilige hämostatische Verhalten des Niederdruck-Systems zu gewinnen. Wir bedienen uns dazu der Messung und Aufzeichnung des peripheren (PVD) oder zentralen (ZVD) Venendruckes.

Wir gehen davon aus, daß bei entsprechenden Eingriffen in der präoperativen Phase beginnend, über den gesamten per- und, wenn nötig, auch postoperativen Zeitraum hinaus, der kontinuierlichen Messung der Vorzug zu geben ist. Der ZVD, der gewissermaßen dem Füllungsdruck des rechten Ventrikels entspricht (GRANDJEAN und HAHN), wird damit zu einer bedeutenden, gut zugänglichen, meßbaren Kreislaufgröße. Gleichermaßen, wenn auch mit Vorbehalt, gibt der PVD (Feurstein) über die zirkulierende Blutmenge Auskunft. Warum vorwiegend die zentrale, intrathorakale Venendruckmessung angestrebt wird, ergibt sich aus dem vorher Gesagten. In vielen Fällen kann man sich zweifellos mit der Kontrolle des PVD begnügen. Wie vergleichende PVD- und ZVD-Untersuchungen in Horizontallagerung (Abb. 1) ergeben haben, hat der PVD seinen unbestreitbaren Wert in all den Situationen, in denen orthostatische Faktoren, die normalerweise durch die Funktion der Venenklappen abgefangen werden, ausgeschaltet sind. Wir plädieren für Venendruckmessung und -registrierung in folgenden Situationen:

1. Bei schleichenden oder akuten Volumenverschiebungen im Sinne der Hypovolämie (klassisch: Entblutungs-Schock) oder einer Hypervolämie (infolge Übertransfusion, besonders bei Anwendung des extrakorporalen Kreislaufes).

2. Bei akutem Rechts-Herz-Versagen, vorwiegend als Folge intrakardialer Eingriffe. Auf die Möglichkeit, mit Hilfe eines weit vorgeschobenen Venenkatheters den Druck in der A. pulmonalis (Grandjean und Hahn) zu registrieren, sei besonders verwiesen.

3. Auch operative Eingriffe, die mit einer Änderung des Gefäßwiderstandes im Lungenkreislauf einhergehen, z. B. nach Lob- oder Pneumonektomien, stellen eine Indikation dar.

Bei der Messung des ZVD folgen wir im wesentlichen der von Stengert und Jurczyk angegebenen Methode und führen einen dünnlumigen Kunststoffkatheter ein. Dabei kommt nach der von Estridge, Kuhn und Dach propagierten Punktion der V. cub. die Katheterspitze herznah und unweit des Zusammenflusses von V. cava inf. und sup. zu liegen.

Andere Autoren (Aguardo, Haan, Rommel) bedienen sich auch der von uns ausgeübten Direktpunktion der V. anonyma bzw. V. subclavia zu Meß- und Infusionszwecken. Die Druckmessung selbst erfolgt über ein flüssigkeitsgefülltes System mit einem Statham-Element als Rezeptor. Über die richtige Lage der Katheterspitze orientieren wir uns an dem Bild des zentral-venösen Pulskurvenverlaufes. Als Nullbezugspunkt richten wir uns, wie Lutz, nach dem rechten Vorhof, d. h. wir stellen die Grenze zwischen vorderem und mittlerem Drittel des Abstandes Unterlage–Brustbein ein. Als Vergleichsparameter zum ZVD registrierten wir die intrathorakalen Druckschwankungen gesondert über eine Meßeinheit im Oesophagus. Die eingestellte Atemmittellage haben wir durch fortlaufende Messungen des intrapulmonal angebotenen Beatmungsdruckes konstant gehalten, um durch Änderungen der Beatmungsdrucke bedingte intrathorakale Blutmengenverschiebungen zu vermeiden. Denn gerade bei der ununterbrochenen, peroperativen Messung des ZVD (Abb. 2) ist die Beatmungsform von nicht unwesentlichem Einfluß auf das intrapulmonale und intrathorakale Druck-

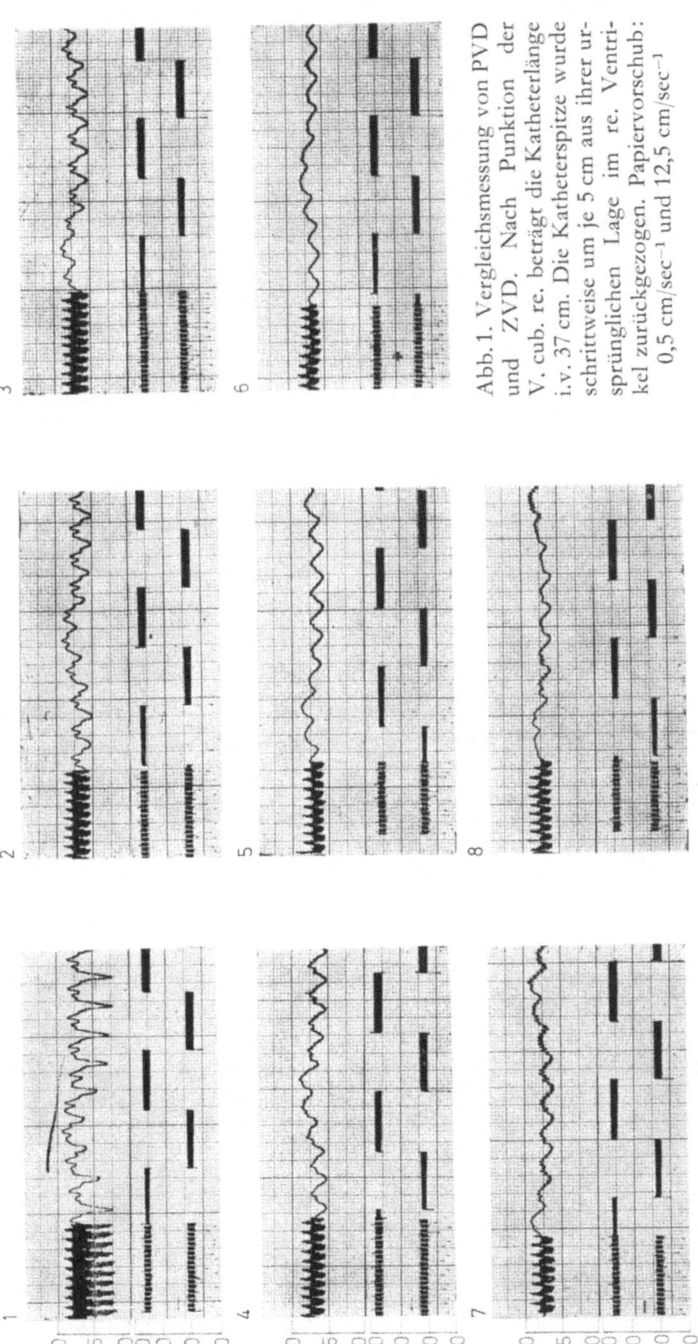

Abb. 1. Vergleichsmessung von PVD und ZVD. Nach Punktion der V. cub. re. beträgt die Katheterlänge i.v. 37 cm. Die Katheterspitze wurde schrittweise um je 5 cm aus ihrer ursprünglichen Lage im re. Ventrikel zurückgezogen. Papiervorschub: 0,5 cm/sec^{-1} und 12,5 cm/sec^{-1}

verhalten. Damit geht jede Änderung in die ZVD-Registrierung ein. Es ist also nicht gleichgültig, ob der Patient spontan atmet (HOLT, LENFANT und HOWELL, SCHORER) oder kontrolliert beatmet wird (MALONEY, HOERNICKE und STOFFREGEN, SCHORER).

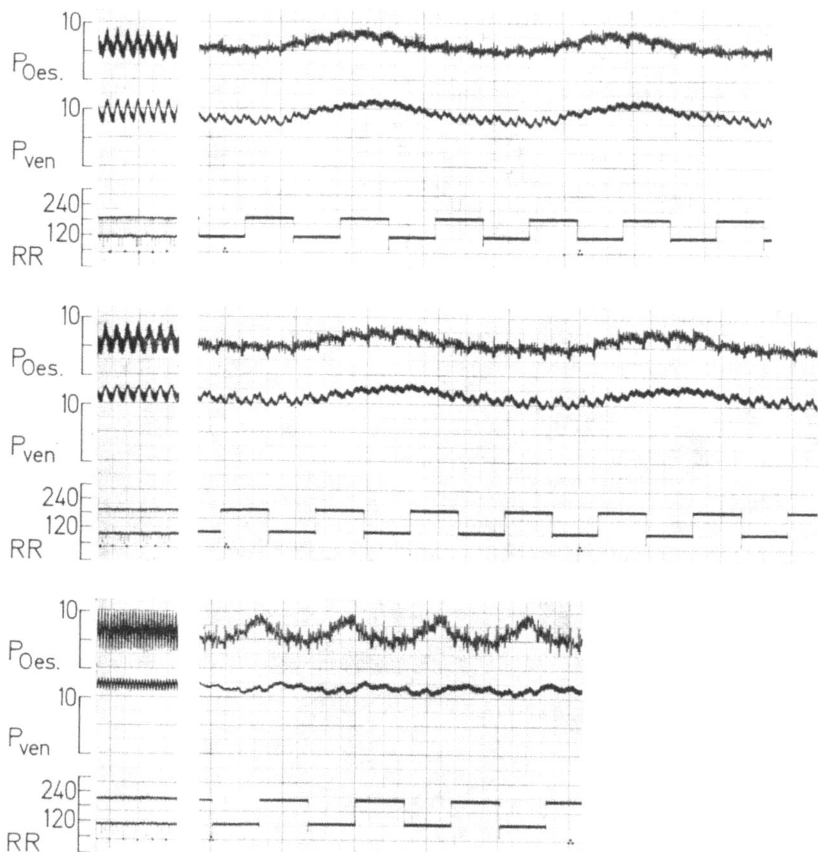

Abb. 2. Vergleich verschiedener Beatmungsformen auf die intrathorakalen Druckverhältnisse (Oesophagussonde) und auf das zentral-venöse Druckverhalten (ZVD). Papiervorschub: 0,5 cm/sec^{-1} und 12,5 cm/sec^{-1}. Oben: WDB; mitten: PNPB; unten: Spontanatmung

Neben der Atemmittellage sollte aber auch die alveoläre Ventilation konstant gehalten werden, um Schwankungen der pO_2- und pCO_2-Werte im Blut und der im Gefolge auftretenden Gefäßtonusänderungen und der sich daraus wiederum ergebenden Rückwirkungen auf das Volumen, zu vermeiden (BRECHER, KRUG).

Auf die mögliche Beeinträchtigung des Herzminutenvolumens durch unterschiedliche Beatmungsdrücke (Cournaud), und die wegen der feed-back-Mechanismen zum venösen Kreislaufschenkel sich einstellenden Venendruckänderungen, sei nur andeutungsweise hingewiesen.

Als weitere Kautele zur Erlangung vergleichbarer, peroperativer Venendruckwerte ist die stabile und konstante, horizontale Lagerung des Patienten von Bedeutung. Relationen sind nur möglich, wenn der einmal eingestellte Nullbezugspunkt nicht wieder verloren wird.

Die Vorteile einer optimalen Muskelerschlaffung und einer gleichmäßigen Beatmung liegen auf der Hand (Abb. 3). Dadurch erst ist es möglich, trotz operativer intrathorakaler oder gefäßnaher Manipulationen, artefaktarme und reelle peroperative Ergebnisse zu erlangen, die einer kritischen Beurteilung für die Volumensubstitution standhalten.

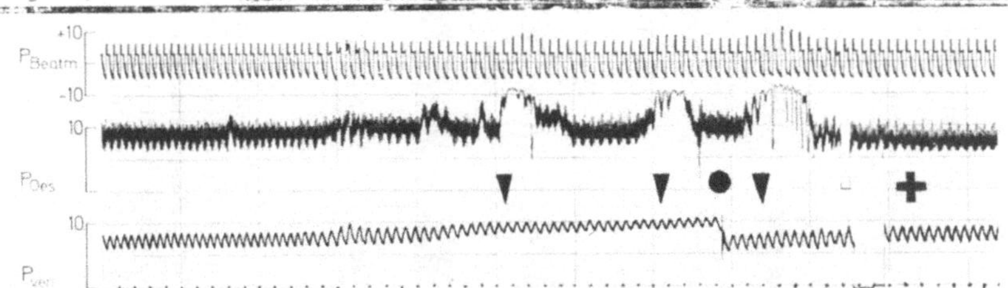

Abb. 3. Veränderungen der drei Meßgrößen durch verschiedene Faktoren (▼ Schlucken, ● Durchspülen des allmählich thrombosierenden Katheters) bei nicht vollrelaxiertem Patienten (ab + Vollrelaxation). Papiervorschub: 0,5 cm/sec^{-1}

Unterstellt man einmal, daß die empfindliche Druckmesseinheit auch externe Störungen perzipiert, so glauben wir doch, mit dieser Methode überzeugende Einblicke in die peroperativen Volumenverschiebungen erhalten zu haben. Als Beispiel sei der Fall eines Patienten demonstriert, bei dem es während einer subtotalen Strumaresektion zu einem akuten Blutverlust von ca. 650 ml kam (Abb. 4). Die peroperative Substitution bestand aus 1000 ml Flüssigkeit. Kristalloid-Lösung, Plasmaersatzstoffe und Plasmaexpander wurden jeweils als Schnellinfusion zu je 250 ml appliziert. Erst nach 250 ml Flüssigkeit (Haemaccel) kommt ein erkennbarer Effekt zustande. Der Anstieg des ZVD wird im Sinne des für einen elastischen Behälter charakteristischen linearen Druck-Volumen-Verhaltens sichtbar. Daß dieser linearen Druck-Volumen-Erhöhung obere Grenzen gesetzt sind, zeigen Untersuchungen bei Schock-Patienten, bei denen es nach Dextranschnellinfusionen zu typischen Herzinsuffizienzzeichen im Sinne eines akuten Cor pulmonale kam (Cohn).

Bei der Auffüllung des Gefäßsystems vermag auch physiol. Kochsalzlösung einen meßbaren Effekt herbeizuführen. Die kurze Verweildauer im Kreislauf erlaubt jedoch keinen anhaltend stabilisierenden Effekt.

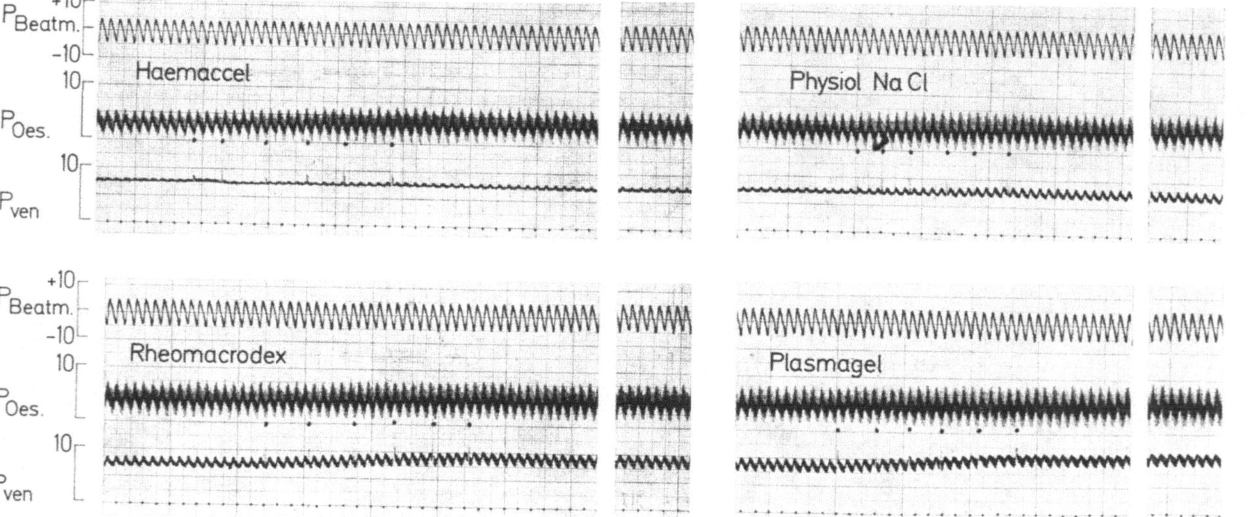

Abb. 4. Volumensubstitution mit Kristalloid-Lösung (hier: NaCl physiol.), Plasmaexpandern (hier: Rheomakrodex) und Plasmaersatzstoffen (hier: Haemaccel und Plasmagel) bei einem Patienten unmittelbar nach akutem Blutverlust von ca. 650 ml während einer subtotalen Strumaresektion. Deutliche Amplitudenänderungen als Ausdruck der elastischen Eigenschaften des zentral-venösen Kreislaufes während der Substitution. Papiervorschub: 0,5 cm/sec^{-1}.
Links oben: 250 ml Haemaccel; recht oben: 250 ml NaCl physiol.; links unten: 250 ml Rheomakrodex; rechts unten: 250 ml Plasmagel

Zusammenfassung

Zusammenfassend läßt sich sagen, daß der Venendruck einen brauchbaren Parameter zur Kontrolle peroperativer Volumenveränderungen darstellt. Eine Reihe externer Einflüsse sind dabei in der Lage, die Messung zu verfälschen. Die Kenntnis dieser Faktoren ist die beste Prophylaxe, Fehlbeurteilungen auszuschalten.

Literatur

AGUARDO MATORRAS, A. y FELIPE M. A. NALDA: Rev. Espanola Anaesth. Rean. **14**, 169 (1967).

COHN, J. N., M. H. LURIA, R. C. DADDARIO, and F. E. TRISTANI: Circulation XXXV, 316 (1967).

ESTRIDGE, CH. E., F. A. HUGHES, Jr., J. R. PRATHER, and E. E. CLEMMONS: Amer. Surg. **32**, 121 (1966).

FEURSTEIN, V.: Grundlagen und Ergebnisse der Venendruckmessung zur Prüfung des zirkulierenden Blutvolumens. Berlin-Heidelberg-New-York: Springer 1965.

GAUER, O. H. und J. P. HENRY: Klin. Wschr. **34**, 356 (1956).

HAAN, D.: Fortschr. Med. **85**, 296 (1967).

KUHN, W. und H. G. DACH: Geburtsh. u. Frauenheilk. **26**, 1272 (1966).

LUTZ, O.: Materia Medica Nordmark **19/3**, 146 (1967).

PAINTAL, A. S.: J. Physiol. **120**, 596 (1953).

ROMMEL, H. D.: Geburtsh. u. Frauenheilk. **27**, 480 (1967).

SCHORER, R.: Auswirkung d. Atemmechanik auf den Kreislauf. Berlin-Heidelberg-New-York: Springer 1965.

STENGERT, K., W. JURCZYK, R. SIENNICKI und E. WISOCKI: Anaesthesist **16**, 125 (1967).

Zeitlicher Verlauf von Venendruck und Dextranclearance nach Gaben von Plasmaexpandern *

Von **D. Langrehr** und **I. Riecken**

Aus der Allg. Anaesthesieabteilung
(Direktor: OMed.Rat. Dr. D. Langrehr)
Zentralkrankenhaus Bremen-Nord, Städt. Krankenanstalten Bremen

Verschiedene Bakterien bilden in Saccharose-haltigem Medium hochpolymere Polysaccharide, von denen Dextran aus Glucosemolekülen in Glucosidbindung besteht. Der Verzweigungsgrad der Dextrankettenmoleküle variiert mit den Bakterienstämmen. Nativdextran von sehr hohem Molekulargewicht (bis zu mehreren Millionen) wird durch Hydrolyse nachbehandelt, so daß je nach Hydrolysegrad Dextranmolekülgemische ganz verschiedener mittlerer Molekulargewichte und ganz unterschiedlicher Molekülgrößenverteilung resultieren (Wallenius 1954).

Verzweigungsgrad der Molekülketten und mittlere sowie Grenz-Molekulargewichte von Dextranpräparaten bestimmen nicht nur die innere Viscosität nach der allgemeinen Gleichung $\eta = K \times M^a$ (K und a = Konstanten für das jeweilige System: gelöste Substanz-Lösungsmittel) sondern limitieren auch die glomeruläre Nierenfiltration, durch welche Dextranmoleküle nur etwa bis zu einem Molekulargewicht von 60–70000 ausgeschieden werden können (Grönwall 1952; Arturson und Wallenius 1963, 1964). Auf der anderen Seite sind auch die verschiedenen Effekte der als Plasmaexpander verwendeten Dextranpräparate abhängig vom Molekulargewicht. Während die erwünschten Folgen: Erhöhung des onkotischen Plasmadruckes, Möglichkeit der renalen Ausscheidung und Hemmung der Erythrozytenaggregation mit steigendem Molekulargewicht abnehmen, nehmen die unerwünschten Wirkungen: Förderung der Erythrozytenaggregation, Interferenz mit dem Blutgerinnungssystem, Unmöglichkeit der renalen Elimination und allergischen Phänomene mit steigendem Molekulargewicht zu (Eliason, 1963). Aus diesen Gründen sollten in Plasmaexpandern möglichst keine Dextranmoleküle über 100000 enthalten sein.

Während Kreislaufeffekte, Mikrozirkulationsbeeinflussung und Blutvolumenverhalten nach Plasmaexpandern häufig untersucht wurden, finden

---

* Mit Unterstützung der Deutschen Forschungsgemeinschaft.

sich relativ wenig Angaben über die quantitative Nierenelimination. Das hat zum Teil wohl methodische Gründe. Unter Verwendung eines neuen Dextranpräparates (Neosubsidal, Fa. Pfrimmer & Co., Erlangen[1]), dessen mittleres Dextran-Molekulargewicht bei 45000 liegt und dessen größte Moleküle eine Gewicht von 72000 haben (siehe integrale Verteilungskurve) haben wir die Verweildauer im Plasma und die Nierenelimination bestimmt.

Methodik

Zur Dextranbestimmung in Blut, Urin und anderen Körperflüssigkeiten sind verschiedene Methoden angegeben worden.

1. Alkohol-Fällung und photometrische Trübungsmessung (Nephelometrie, Turbidimetrie) (Jakobson und Hansen, 1952; Metcalf und Rousselot, 1952). Nach den klinischen Ergebnissen (Göltner und Mitarb. 1965), den Angaben schwedischer Autoren und eigenen Vorversuchen ist die Methode wegen zu großer Fehlerbreite nicht verwendbar.

2. Polarimetrische Bestimmung nach Entfärbung und Eiweißfällung.

3. Kupfersulfat-Methode (Hint und Thorsen 1947).

4. Anthron-Methode (Roe 1954) in der für niedermolekulares Dextran speziell modifizierten Anordnung nach Wallenius (1953).

Wir bedienten uns wie Wallenius der Anthron-Methode, die für Serum und Urin gleich zuverlässig scheint und deren Ergebnisse vergleichbar sind, da alle entsprechenden Befunde der letzten Jahre mit dieser Methode gewonnen wurden.

Prinzip der Methode: Nach Behandlung mit Hefe, um die Glucose zu entfernen (wenn man nicht Dextran und Glucose gleichzeitig bestimmen will, was möglich ist, Redei und Nagy 1961) und nach Eiweißfällung wird die Restlösung zusammen mit einem Gemisch von Anthron und Schwefelsäure erhitzt, welches dann blau-grün wird. Die Intensität der Färbung ist innerhalb bestimmter Grenzen (30–120 γ/ml) proportional der Dextrankonzentration. Die Ablesung erfolgt im Photometer bei 620 nm. Benötigte Reagentien: frische Anthron-Lösung (2 g Anthron + 300 ml aqua dest + 700 ml konz. Schwefelsäure); 10% Zinksulfatlösung; 0,5% NaOH. Weitere Einzelheiten der Methodik bei Wallenius (1953, 1954). Die Fehlerbreite ist gering ($\sigma = \pm 1{,}8\%$) wenn entsprechende Standard-Dextranlösungen doppelbestimmt werden. Filtrierpapierverunreinigungen und Gläserverstaubung muß peinlichst vermieden werden. Die eigentliche Fehlermöglichkeit liegt vor allem in der Tatsache, daß dem optimalen Bestimmungsbereich (50–100 γ/ml Dextran) weit höhere Konzentrationen im Serum und Urin gegenüberstehen (bis 200 mg/ml), es muß daher entsprechend verdünnt werden. Sollen Nierenfunktionsprüfungen gleichzeitig

[1] Wir danken der Fa. Pfrimmer an dieser Stelle für die Überlassung von Versuchsmengen.

erfolgen, muß z. B. der Dextranfehler bei der Inulin-clearance berücksichtigt werden (NAGEL und Mitarb. 1967; APPEL und Mitarb.).

20 Kreislauf- und Nierengesunde, normovolämische Patienten erhielten 1000 bzw. 2000 ml Neosubsidal rasch infundiert. Der Urin wurde für die nächsten 24 bzw. 72 Std per Dauerkatheter gesammelt und Menge sowie Dextrankonzentration in Einzelportionen bestimmt. Zu jeweils gleicher Zeit wurde die Dextrankonzentration im Serum aus venösem Blut bestimmt. Während der ersten Stunde nach Beginn der Infusion wurden die Patienten unkomplizierten Eingriffen (Appendektomie, Herniotomie, Cholecystektomie, Knochennagelentfernung) in $N_2O:O_2$:Fluothane-IT-Narkose unterzogen. Für die ersten 24 Std nach Neosubsidal-Infusionsende wurden zusätzlich 1500–2000 ml Ringerlösung infundiert.

Bei 12 dieser Patienten wurde zusätzlich nach Neosubsidalinfusionsbeginn der periphere Venendruck, teils mit Statham-Elementen über entsprechende Verstärker, teils mit hydrostatischem Schlauchsystem (0-Punkt hintere Axillarlinie beim flach liegenden Patienten) in Intervallen gemessen.

Befunde

Die Abb. 1 zeigt den Varianzbereich in den verschiedenen Meßreihen und ein Beispiel für eine Doppelbestimmungs-Eichkurve der Dextranquantität nach der Anthronmethode. Die optimale Proportionalität zwischen Photometerausschlag und Dextrankonzentration liegt zwischen 50–100 γ/ml Dextran.

Die Abbildung 2 zeigt den Verlauf von Dextrankonzentration im Urin und Serum für 24 Std bei 10 Patienten, die in ca. 15 min 1000 ml Neosubsidal = 40 g Dextran erhalten haben (Punkte) und den entsprechenden Verlauf für 72 Std bei 10 Patienten, die in ca. 45 min 2000 ml Neosubsidal = 80 g Dextranderivat erhalten haben (Kreise). Aus der Abbildung ist folgendes zu entnehmen:

1. Es ergibt sich eine beträchtliche individuelle Streubreite der Dextranausscheidung und der korrespondierenden Dextrankonzentration im Serum.

2. Trotzdem ist der Verlauf insgesamt bei allen Patienten gleichsinnig; von 40 g Dextran ist die Hälfte nach etwa 6 Std ausgeschieden, die restlichen 20 g befinden sich noch im Serum.

Nach der Infusion von 2000 ml Neosubsidal = 80 g Dextran erfolgt infolge der höheren Serumkonzentration die Ausscheidung in der Anfangsphase wesentlich rascher, hier sind nach 6 Std ca. 65 g ausgeschieden, während die Halbwertszeit (Ausscheidung von 40 g) nur etwa 1 Std beträgt.

3. Aus dem Beispiel der Patienten, die 80 g Dextran erhielten, läßt sich weiter ablesen, daß nach 72 Std ca. 95% ausgeschieden sind. Die zu dieser Zeit gemessene Serumkonzentration von ca. 100 mg% ergibt für 5 l Blutvolumen etwa 3 g Dextran im Serum. Zur Frage des verbleibenden Defizits

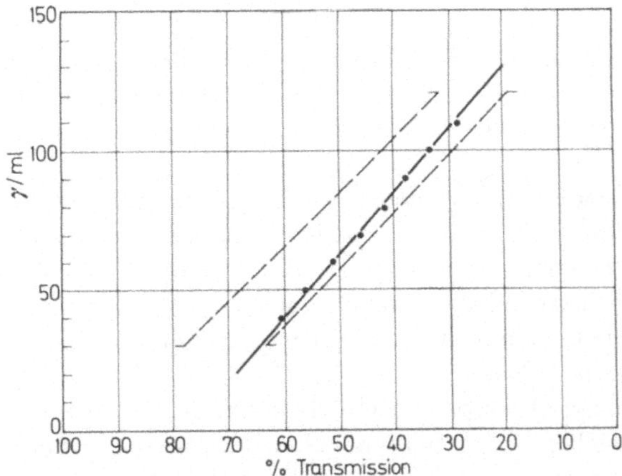

Abb. 1. Varianzbereich und Beispiel der Eichkurven zur Dextranbestimmung nach der Anthron-Methode. Bausch und Lomb-Photometer, Wellenlänge 620 nm, optimaler Bestimmungsbereich 50–100 γ/ml Dextrankonzentration

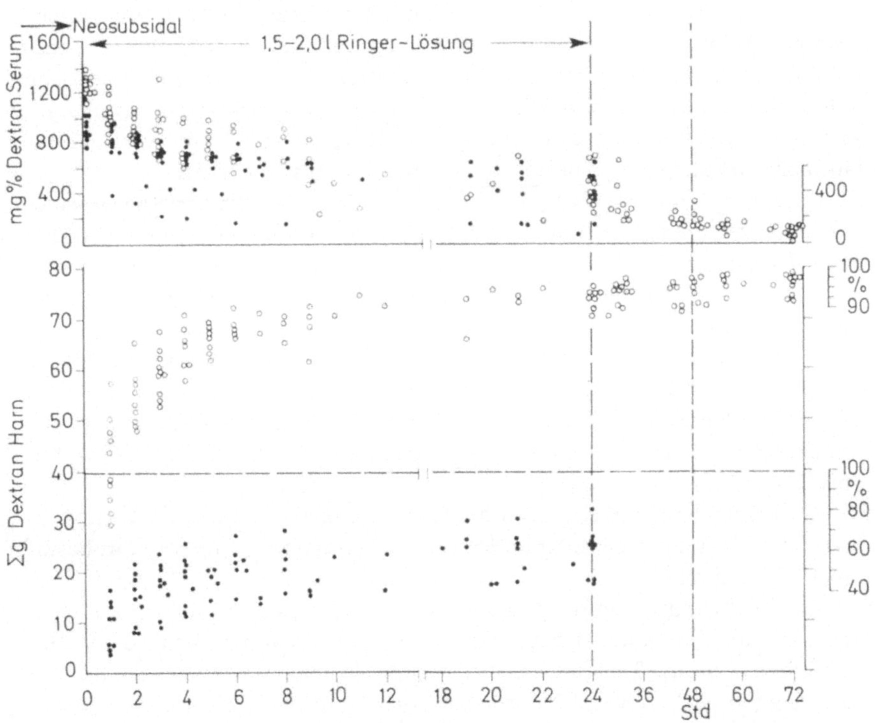

Abb. 2. Serumkonzentration und Harnausscheidung von Dextranderivat Pfrimmer (Neosubsidal) bei 10 Patienten nach 40 g Dextran (Punkte) über 24 Std und 10 Patienten nach 80 g Dextran (Kreise) über 72 Std

von 1–2 g Dextran (2% der Gesamtmenge) wird neben der Fehlerbreite der Methodik ($\sigma = \pm 1,8\%$), ein möglicherweise noch immer größeres Blutvolumen sowie die zelluläre und interzelluläre Speicherung in der Diskussion erörtert.

4. Insbesondere in den ersten 6 Std nach Neosubsidal-Infusion ergibt die Summe von im Urin ausgeschiedenen Dextran und dem im Serum zirkulierenden Dextran, wenn man die Blutvolumenzunahme nach dextranhaltigen Plasmaexpandern (Literaturangaben) berücksichtigt, weniger als die infundierte Gesamtmenge. Gleichartige Befunde erhielten auch Arturson und Mitarb. (1964).

Da sich diese Diskrepanz nach 24–48 Std auflöst, nehmen wir an, daß eine vorübergehende Segregation höher dextrankonzentrierter Blutanteile in Gefäßgebiete, die nur sehr langsam durchströmt werden, stattfindet und diese Dextrankonzentrationen bei der Serumbestimmung aus dem zirkulierenden Blut nicht erfaßt werden. Eine vorübergehende umfangreiche zelluläre Speicherung als Alternative halten wir weniger für gegeben (siehe Diskussion).

Auch bei langsamer Infusion (2000 ml Neosubsidal in 8 Std) mit gleichzeitiger Hämatokritbestimmung und entsprechend kalkuliertem Plasmavolumen blieb im entsprechenden Verteilungsversuch diese rechnerische Diskrepanz, wenn auch weniger deutlich, bestehen. Wir haben daraus geschlossen, daß bei rascher Infusion die vorübergehende Dextranverlagerung in nicht zirkulierende Blutvolumina besonders ausgeprägt ist.

Die Tab. 1 zeigt die ausgeschiedenen Urinmengen, die darin ausgeschiedene Dextranmenge und die Dextrankonzentrationsbereiche für 24 Std bei den Patienten 1–10, die 1000 ml Neosubsidal erhielten sowie für 24, 48 und 72 Std bei den Patienten 11–20, die 2000 ml Neosubsidal erhielten. Wir entnehmen daraus:

1. Obwohl alle Patienten in den ersten 24 Std gleichermaßen 1500 bis 2000 ml Ringer-Lösung infundiert bekamen, ergeben sich entsprechend dem unterschiedelichen Hydratationsgrad der nierengesunden Menschen beträchtliche Unterschiede in der Gesamturinausscheidung (943 ml/24 Std bis 3320 ml/24 Std).

2. Dementsprechend weisen die Dextrankonzentrationen im Urin während der Hauptausscheidung in den ersten 24 Std eine große Streubreite auf (0,4–225 mg/ml).

3. Unabhängig von der Uringesamtausscheidung wird jedoch die Dextran-Elimination gewährleistet (siehe z. B. Patient 3 und 9 sowie 13 und 16).

Die Abbildung 3 zeigt bei 6 Patienten nach 1000 ml Neosubsidal und bei 6 Patienten nach 2000 ml Neosubsidal den Verlauf des peripheren Venendrucks. Eingezeichnet sind die arithmetischen Mittelwerte (Punkte) und die Streubreite bis zu insgesamt 6 Std nach Infusionsbeginn. Wir entnehmen daraus, daß bei normovolämischen, Kreislauf- und Herzgesunden

Tabelle 1. *Urinausscheidung, Urinkonzentration von Dextran und Gesamtausscheidung von Dextran bei 10 Patienten nach 40 g Dextran (24 Std) und 10 Patienten nach 80 g Dextran (24, 48, 72 Std)*

Nr.	ml Urin 0–24 Std	Dextran-Konz. mg/ml	Σ g	ml Urin 24–48 Std	Dextran-Konz. mg/ml	Σ g	ml Urin 48–72 Std	Dextran-Konz. mg/ml	Σ g	Pat.
1	980	12 –126	21,9							61 ♂
2	1615	0,4 – 57	17,1							62 ♂
3	2285	2,8 – 56	25,4							67 ♂
4	1140	3,4 – 97,5	24,9							29 ♂
5	1220	3,4 – 99,0	21,6							31 ♂
6	1480	0,65– 53,5	17,5							58 ♂
7	1144	1,1 – 66,5	17,5							21 ♂
8	1515	0,8 –109,5	25,1							29 ♂
9	943	0,4 –150	32,3							22 ♂
10	1875	0,6 –120	26,5							32 ♀
11	2775	0,4 –133	74,7	1095	0,4 – 1,3	75,8	1280	0,2 –0,8	76,5	24 ♂
12	1845	3 –114	76,2	1160	0,7 – 1,6	77,2	2105	0,05–0,47	77,5	31 ♂
13	3320	3,3 – 93,5	74,2	710	1,5 – 1,6	78,3	980	0,7 –0,89	79	46 ♂
14	1815	2,5 –176	70,6	1640	0,6 – 2,2	72,6	1570	0,44–0,47	73,3	17 ♂
15	2053	3,2 – 89	74,2	1065	1,2 – 1,4	75,6	2780	0,5 –0,6	77,3	39 ♂
16	955	6 –153	75,1	425	3,9 – 5,5	77,3	490	0,8 –2,4	78,1	45 ♀
17	1430	4 –130,5	75,1	610	1,5 – 3,5	76,3	625	0,8 –1,3	78	45 ♂
18	1450	10,9 –119,5	72,1	760	1,3 – 1,6	73,2	2460	0,1 –0,3	73,6	46 ♀
19	1008	3,0 –225	75,8	720	1,1 – 4,6	77,6	755	0,1 –1,1	78,2	47 ♀
20	1694	3,6 –170	65,6	1490	0,95–11,1	71,5	1410	0,2 –0,36	72,6	37 ♀

Menschen relativ rasch nach Beendigung der Infusion eines Plasmaexpanders der periphere Venendruck nach passagerer Erhöhung, deren Ausmaß von Menge und Infusionsgeschwindigkeit bestimmt wird, zur Norm zurückkehrt, obwohl zu diesem Zeitpunkt das intravasale Gesamtvolumen sicher noch beträchtlich erhöht ist.

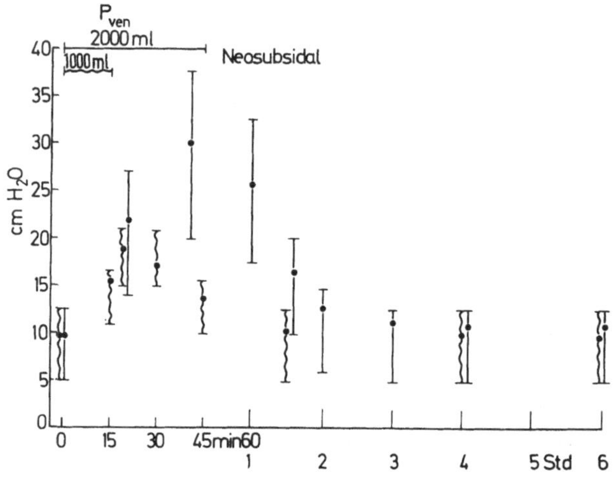

Abb. 3. Änderungen des peripheren Venendrucks nach 1000 ml (|⌒⌣⌒|) bzw. 2000 ml (|——|) Neosubsidal bei jeweils 6 Patienten. Streubreite und arithmetrische Mittelwerte (Punkte)

Diskussion

Nach erfüllter Aufgabe, nämlich normo- und hypovolämische Schockzustände zu überbrücken, sollten die Dextranfraktionen von Plasmaexpandern möglichst vollständig aus dem Körper eliminiert werden können. Dabei machen Dextranfraktionen mit Molekulargewichten über 50×10^3 den Anteil aus, der entweder stark verlangsamt oder im Falle von Fraktionen über 100×10^3 überhaupt nicht ausgeschieden werden kann.

Die Abbildung 4 zeigt oben nach Angaben von Arturson und Wallenius (1963) die integralen Verteilungskurven derjenigen Dextranfraktionen, die bis zu 24 Std im Humanserum gefunden werden nach der Infusion eines der üblichen Dextrangemische. Nachdem die niedermolekularen Fraktionen rasch ausgeschieden sind, verbleibt nach 24 Std (äußerste Kurve rechts) nur noch die Fraktion $50–140 \times 10^3$. Der untere Teil der Abb. 4 zeigt die integralen Verteilungskurven von Makrodex, Rheomakrodex und dem von uns untersuchten Neosubsidal nach Angaben von Ingelmann und Gelin (1963, 1964) sowie den Angaben der Firmen Knoll und Pfrimmer.

Es ist deutlich, daß im Neosubsidal ein Dextranderivat vorliegt, welches in etwa dem Rheomakrodex entspricht. Was die Beurteilung des hochmolekularen Anteils (> 70000) hinsichtlich Prozentsatz und oberem Grenzmolekulargewicht betrifft, so muß berücksichtigt werden, daß neben technisch diffizilen und daher nur in Einzelfällen durchgeführten direkten Messungen der integralen vollständigen Molekulargewichtsverteilung einerseits meist indirekte Methoden (Fraktionierte Filtration, Fraktionsunter-

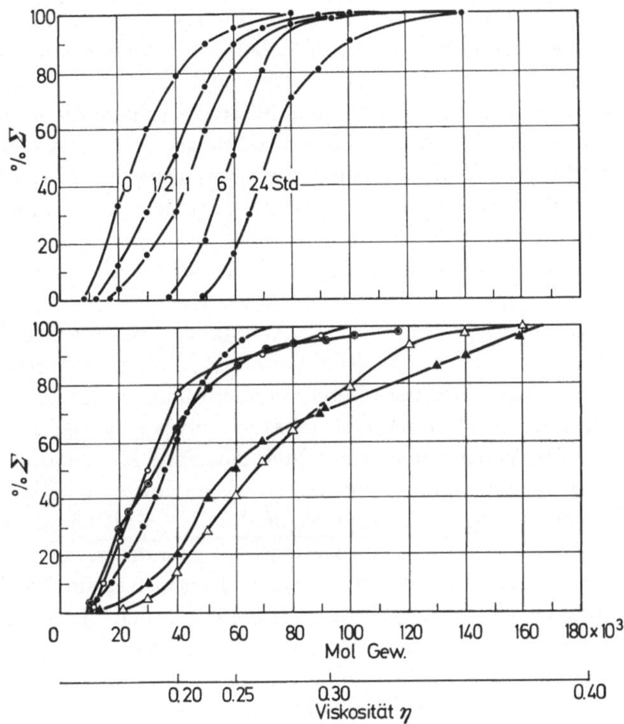

Abb. 4. Oben: Änderungen der integralen Verteilung von niedermolekularem Dextran im Serum des Menschen bis zu 24 Std nach Infusion nach Arturson und Wallenius (1963).

Unten: Integrale Verteilungskurven verschiedener Dextranpräparate. ●—● Neosubsidal, ⊙—⊙ Rheomakrodex, △—△ Makrodex (nach Angaben der Firmen Pfrimmer und Knoll) ○—○ Rheomakrodex, ▲—▲ Makrodex (nach Angaben von Ingelmann und Gelin (1963, 1964)

suchung mit Lichtstreuungsmethode, Membranosmometrie, Kupfersulphatmethode, Grenzviskosität, inhärente Viskosität) benutzt werden und andererseits mit Abweichungen dieser Größen in gewissen Grenzen von Charge zu Charge eines Präparates gerechnet werden muß (Appel u Mitarb.; Granath u. Mitarb. 1968; Lösel u. Appel 1967). Damit besteht für die quantitative Frage nach dem höhermolekularen nicht ohne weiteres nierengängigen Rest und seiner Metabolisierung oder Speicherung die Notwendigkeit einer jeweils erneuten gekoppelten Eliminations- und Mol.-Gewichtsverteilungsuntersuchung. Andererseits erscheint uns der Nachweis einer hohen Eliminationsrate wegen der Möglichkeit der Metabolisierung des kleinen Restes (siehe weiter unten) für viele Fragen ausreichend zu sein.

Hinsichtlich der allgemeinen Effekte von Plasmaexpandern, insbesondere dextranhaltigen, und der Indikationen für ihre Anwendung (Ahnefeld und Mitarb. 1965; Schneider 1965; Hässig 1966; Gelin 1964; Gruber und Allgöwer 1964, 1966; Atik 1966) ergeben sich für das von uns untersuchte Neosubsidal keine neuen Gesichtspunkte.

Der Frage, ob die hier untersuchte Nierenausscheidung von Dextran bei hypovolämischen Patienten anders verläuft als bei unseren normovolämischen, sind wir nicht nachgegangen, da Arturson und Mitarb. (1964) für Rheomakrodex keine signifikanten Unterschiede zwischen normo- und hypovolämischen Patienten fanden.

Die Venendruckmessung zur Beurteilung der Blutvolumenbilanz bei umfangreichen Verlusten wird in letzter Zeit vermehrt propagiert (Feurstein 1965; Burri und Mitarb. 1966). Wir fanden bei unseren kreislaufgesunden Patienten eine rasche Rückkehr der zunächst während der Infusion erhöhten Werte des peripheren Venendrucks in den Normbereich. Da in keinem Fall eine Kreislaufzentralisation vorlag, wurde auf die Messung des zentralen Venendrucks verzichtet, eine enge Korrelation zwischen zentralem und peripherem Venendruck sollte in unseren Fällen gegeben sein. Wir fanden also in weiterem Verlauf (bis zu 6 Std) keine auf das mit Sicherheit erhöhte Blutvolumen hinweisenden Venendruckwerte. Die große Kapazität der venösen Strombahn und die Homöostase im Niederdrucksystem bei intaktem Kreislauf (Gauer 1957, 1960) erklärt diese rasche Normalisierung der Werte. So wertvoll Venendruckmessungen für die Beurteilung der Volumenbilanz im hypovolämischen Schock und bei langdauernden verlustreichen Eingriffen (Gefäßchirurgie) auch sein können, der Vorteil ihrer einfachen Durchführung kann nicht darüber hinwegtäuschen, daß sie eben nur wenig über das Blutvolumen aussagen, solange nicht auch intrapleuraler Druck, Herzminutenvolumen, venöse Tonuslage, Tiefe und Frequenz der Atmung, Herzkontraktionskraft, Viscosität des Blutes und Abdominaldruck berücksichtigt werden (Friedmann und Mitarb. 1966).

Ein optimaler Plasmaexpander sollte in absehbarer Zeit vollständig aus dem Organismus eliminiert werden können, Dextranfraktionen bis zu einem Mol.Gew. von $60–70 \times 10^3$ werden praktisch vollständig von der Niere ausgeschieden. Das Schicksal evtl. verbleibender Reste aus den höheren Molekulargewichtsbereichen ist entweder Metabolisierung oder zelluläre bzw. interzelluläre Speicherung. Die Menge des fraglichen Restes beträgt bei Neosubsidal ungünstigstenfalls bis zu 2%. Eine Ausscheidung in den Gastrointestinaltrakt konnte nicht nachgewiesen werden (Grönwall und Wickström 1953). Ein diaplazentarer Übergang auf den

Foeten, etwa bei Verwendung von dextranhaltigen Plasmaexpandern bei Toxikose der Mutter, findet ebenfalls nicht statt (Kivikoski und Mitarb. 1966). Eine zelluläre Speicherung würde in erster Linie Nierentubulusepithelien und das retotheliale System (RS) betreffen. So konnten Fresen und Weese (1952) schon früher zeigen, daß z. B. Polyvinylpyrrolidon (Periston)-Moleküle durch starke Speicherung im RS dieses wahrscheinlich funktionell blockieren, ein Befund, der jüngst durch Untersuchungen der Gesamtkörperretention durch Heinrich und Mitarb. (1966) erneut in seinem Ausmaß belegt werden konnte und Polyvinylpyrrolidon wohl als ungeeignet zur klinischen Verwendung ausweist. Fresen und Mitarb. haben inzwischen ein Verfahren angegeben, wie im Tierexperiment die Blockade des RS durch polymere Stoffe beurteilt werden kann. Burri und Allgöwer (1964) fanden im immunologischen Test keine Minderung der RS-Funktion nach niedermolekularen Dextranderivaten. Das ganze Problem der intrazellulären Speicherung ist jedoch offenbar außerordentlich schwierig, selbst histochemisch, autoradiographisch und elektronenoptisch, zu klären (Lindner 1964).

Jedenfalls fehlen außer Hinweisen auf passagere Speicherung mit reversiblen Zellveränderungen bislang Anhaltspunkte für parenchym- und RS-zelluläre Speicherungen größeren Ausmaßes mit Zellschädigungen nach niedermolekularen Dextranderivaten.

Entgegen anders lautenden früheren Mitteilungen scheint überdies die Möglichkeit der Metabolisierung im Körper verbliebener Dextranfraktionen hohen Molekulargewichts durch unspezifische Dextranasen, deren enzymatische Aktivität durch Induktion noch vermehrt wird, für Tier und Mensch inzwischen gesichert zu sein (Tery u. Mitarb. 1953; Sery 1956; Rosenfeld u. Mitarb. 1959, 1964; Saenko 1963; Ammon 1963; Auricchio u. Mitarb. 1965; Chytil u. Mitarb.).

Die bislang vorliegenden Befunde lassen jedenfalls wohl den Schluß zu, daß nach gebräuchlichen Dosierungen (40–80 g Dextran) von niedermolekularen Dextranfraktionen weder ins Gewicht fallende zelluläre Speicherungen noch entsprechende konsekutive Schäden zu erwarten sind.

Zum Abschluß noch eine Bemerkung zur Frage der Plasmaexpanderanwendung bei drohender oder manifester Niereninsuffizienz.

Neben den Indikationen Schock und extracorporale Zirkulation werden niedermolekulare Dextranexpander auf Grund ihrer Effekte auf die Mikrozirkulation auch bei chronischen peripheren Gefäßprozessen und Verbrennungen empfohlen. In solchen Fällen liegt nahezu immer ein mehr oder weniger ausgeprägter zellulärer Nierenschaden vor. Da der effektive glomeruläre Filtrationsdruck als Differenz zwischen glomerulo-capillarem Druck und der Summe von kolloidosmotischem Druck und Kapselinnendruck definiert ist, ergibt sich bei nur mäßiger Hypotonie und Erhöhung des kolloidosmotischen Drucks durch Dextranderivate mit gleichzeitiger

Erhöhung des Kapselinnendrucks (Primärharnviscositätserhöhung durch schon ausgeschiedene Dextrananteile) zwangsläufig sehr leicht ein Sistieren der glomerulären Filtration. Dabei ist zu bemerken, daß Neosubsidal isoonkotisch, Makrodex leicht hyperonkotisch, Rheomakrodex aber einen 2–2,5fach höheren kolloidosmotischen Druck aufweist wie normales Plasma. Hinzu kommt noch die Verminderung der extrazellulären Flüssigkeit (Dehydrierung) bei manchen der in Frage stehenden Fälle (JENKINS und Mitarb. 1965). Auf die bei solchen Zusammenhängen dringend notwendige gleichzeitige Zufuhr größerer Mengen Elektrolyt- und Glucose-Lösungen ist immer wieder hingewiesen worden (BIRKE und LILJEDAHL 1966).

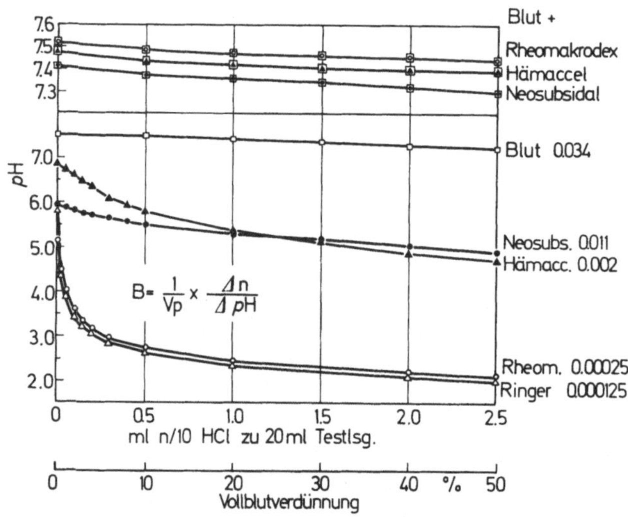

Abb. 5. Aciditätsänderung von Vollblut-Plasmaexpandergemischen und Pufferkapazität von Plasmaexpandern in vitro.
Unten: Aciditätsänderung von Ringer-Lsg. △—△, Rheomakrodex ○—○, Haemaccel ▲—▲, Neosubsidal ●—● und Vollblut □—□ nach Zugabe von $^{n}/_{10}$ HCl sowie Pufferkapazität (B).
Oben: Aciditätsänderung von Vollblut-Expandergemischen bis zu 50 % Verdünnung in vitro

Die sich daraus ergebende Verdünnungsmöglichkeit intravasaler Dextranmengen ist aber nur ein Aspekt des Problems, die absolut zugeführte Menge von Dextran der andere. So nimmt es denn nicht wunder, wenn MORGAN und Mitarb. (1966) über 3 Niereninsuffizienzen mit einem tödlichen Ausgang nach 325–1300 g! Dextran innerhalb von 4–12 Tagen bei Patienten mit generalisierten Gefäßleiden berichten. Auf der anderen Seite fehlt es nicht an Mitteilungen von Behandlungsfolgen in Fällen von drohender Niereninsuffizienz, wenn die entsprechenden Überlegungen berücksichtigt sind. Selbst nephrotische Oedeme konnten günstig beeinflußt werden (WALLENIUS 1950). 2% Mannitol-Zusatz zu Rheomakrodex ist für solche Fälle empfohlen worden (CAMPBELL und RICHTER 1963) um die tubuläre Wasserrückresorbtion zu vermindern, entsprechende Lösungen sind im Handel. Wir selbst haben in 3 Fällen von drohender Niereninsuffizienz mit begleitendem Schock die Nierenausscheidung ohne weiteres wieder in Gang bringen können, wobei allerdings nicht mehr als maximal 60 g Dextran = 1500 ml Neosubsidal verabfolgt wurden.

Die Überlegungen von ARTURSON und Mitarb. (1964) über den intratubulären Transport von Dextranmolekülen vor Augen glauben wir, daß auch die drohende oder manifeste Niereninsuffizienz, solange Wasserhaushalt und absolute Dextranmenge kritisch bedacht sind, bei entsprechender Notwendigkeit keine Kontraindikation gegen niedermolekulare Dextranexpander darstellen.

AHNEFELD, HALMÁGYI und ALBERT (1967) haben auf die konkurrierenden Pufferkapazitäten des Blutes und der üblichen, meist leicht sauren Plasmaexpander hingewiesen. Wir fanden (Abb. 5), daß Neosubsidal und Haemaccel eine Pufferkapazität aufweisen, während Rheomakrodex wie Ringer-Lösung, im Vergleich etwa zur Pufferkapazität des Vollblutes, nur eine ganz geringe Kapazität besitzen. Die Mischung der drei Lösungen Haemaccel, Rheomakrodex und Neosubsidal bis zu 50% mit Vollblut führt jedoch nur zu sehr geringer pH-Verschiebung wegen des Überwiegens der Pufferkapazität des Blutes. Die gefundene Aciditätsänderung von 0,1 pH bei 50%-Verdünnung in vitro wird in vivo wegen der sofort einsetzenden Regulation nicht einmal erreicht.

Literatur

AHNEFELD, F. W., M. HALMÁGYI und K. ÜBERLA: Untersuchungen zur Bewertung kolloidaler Volumenersatzmittel. Anästhesist **14**, 137 (1965).

— — und I. ALBERTS: pH-Wert und Pufferkapazität kolloidaler und kristalloider Infusionslösungen. X. Tag. d. zentraleurop. Anästhesieges., Salzburg 1967.

AMMON, R.: Das Vorkommen von Dextranase im menschlichen Gewebe. Enzymologia (Den Haag) **25**, 245 (1963).

APPEL, W., V. WIRMER und ST. EBENEZER: Beeinflussung klinisch-chemischer Untersuchungen durch Dextran Anaesthesist **17**, 95 (1968).

— — und D. SPRENGARD: Quantitative Mikrobestimmung von Dextran. 1. In Körperflüssigkeiten. Z. Klin. chem. Biochem. (im Druck).

ARTURSON, G., K. GRANATH, L. THORÉN, and G. WALLENIUS: The renal Exkretion of Low Molecular weight Dextran. Acta Chir. Scand. **127**, 543 (1964).

— and G. WALLENIUS: The intravascular peristence of Dextran of different molecular sizes in normal humans. Scand. J. Clin. Lab. Invest. **1**, 76 (1964).

— — The renal clearance of Dextran of different molecular sizes in normal humans. Scand. J. Clin. Lab. Invest. **1**, 81 (1964).

ATIK, M.: Dextrans, their use in surgery and medicine. Anesthesiology **27**, 425 (1966).

AURICCHIO, S., A. RUBINO und G. MÜRSET: Intestin Glycosidase activities in the human embryo, fetus and newborn. Pediatrics **35**, 944 (1965)

BIRKE, G. und S. O. LILJEDAHL: Nierenschädigung bei ausgedehnten Verbrennungen mit Berücksichtigung der Behandlung mit Rheomakrodex. Schweiz. Med. Wschr. **96**, 525 (1966).

BURRI, C. und M. ALLGÖWER: Zur Funktion des retikoloendothelialen Systems nach Plasmaexpandern. Helv. Chir. Acta **31**, 533 (1964).

—, W. MÜLLER, E. KUNER und M. ALLGÖWER: Methodik der Venendruckmessung. Schweiz. Med. Wschr. **96**, 624 (1966).

— — — — Bestimmung des zentralen Venendrucks in der Chirurgie. Medizinische Neuheiten **72**, Nr. 6 (1966).

CAMPBELL, D. E. und W. RICHTER: Zitiert nach ARTURSON und Mitarb. 1964.

CHYTIL, F., L. LACKO und O. STERBA: An enzyme splitting Dextran in dog serum. Blut **12**, 310 (1966)

EBERT, K. H., G. SCHENK und R. SCHOLZ: Untersuchungen über das Schicksal von Dextran im Organismus von Meerschweinchen. Z. Klin. chem. Biochem. (im Druck)

ELIASSON, R.: Low molecular weight dextran. Symposion on Rheomakrodex. Royal Society of Medicine, London 1963.

FEURSTEIN, V.: Grundlagen und Ergebnisse der Venendruckmessung zur Prüfung des zirkulierenden Blutvolumens. Anästhesiologie und Wiederbelebung, Bd. 7 Berlin-Heidelberg-New-York: Springer 1965.

FRESEN, O. und H. WEESE: Das gewebliche Bild nach Infusion verschiedener Kolloidfraktionen beim Tier. Beitr. path. Anat. **112**, 44 (1952).

— und V. SADONY: Untersuchungen des retothelialen Systems mit Isotopen. Klin. Wschr. **45**, 277 (1966).

FRIEDMANN, E., E. GRABLE, and J. FINE: Central venous pressure and direct serial measurements as guides in blood volume replacement. Lancet **2**, 609 (1966).

GAUER, O.: Ergebnisse der Bluttransfusionsforschung III. Bibl. haemat. fasc. **6**, 61 (1957).

— Kreislauf des Blutes. In LANDOIS-ROSEMANN: Lehrbuch d. Physiologie d. Menschen. Urban u. Schwarzenberg 1960.

GELIN, L. E.: Pathophysiologie und Klinik der Blutströmung in den kleinen Gefäßen. Anästhesist **13**, 333 (1964).

— Hämatorrheologische Veränderungen bei Trauma. In: Schock und Plasmaexpander. Berlin-Göttingen-Heidelberg-New-York: Springer 1964.

GÖLTNER, E., H. ZITZMANN und C. FUCHS: Die Kreislauf-, Blut- und Diureseverhältnisse nach Dextraninfusion. Med. Welt S. 594 (1965).

GRANATH, KIRSTI, und R. STRÖMBERG: Physikalisch-chemische Daten über einige in der Infusionstherapie verwendete Polymere. Anaesthesist **17**, 224 (1968).

GRÖNWALL, A., H. INGELMANN, G. WALLENIUS und O. WILANDER: Zitiert nach WALLENIUS (1954). Scand. J. Clin. Lab. Invest. **4**, 363 (1952).

— und K. WIKSTRÖM: On the occurence of Dextran in the Gastrointestinal tract after intravenous infusion of Dextran Solution. Acta soc. Med. upsaliensis **59**, 24 (1953).

GRUBER, K. F. und M. ALLGÖWER: Entgegnung auf die Arbeit von A. HÄSSIG: Anästhesist **15**, 332 (1966).

— Indikationen für Plasmaexpander: In Schock und Plasmaexpander. Berlin-Göttingen-Heidelberg-New-York: Springer 1964.

HÄSSIG, A.: Schockprobleme und Blutersatz unter besonderer Berücksichtigung der Expanderfrage. Anästhesist **15**, 271 (1966).

HEINRICH, H. C., E. GABBE, W. P. NASS und K. BECKER: Untersuchungen zum Stoffwechselverhalten von ^{131}J-Polyvinylpyrrolidon im menschlichen Körper. Klin. Wschr. **44**, 488 (1966).

HINT, H. C. and G. THORSEN: A micro-method for Determination of Dextran in Blood. Acta chem. scand. **1**, 808 (1947).

INGELMANN, B. and L. E. GELIN: Low molecular weight dextran. Symposion on Rheomakrodex. Royal Society of Medicine, London 1963.

JAKOBSON, L. and H. HANSEN: A simple method for Determination of Dextran in Blood and Urine. Scand. J. clin. lab. Invest. **4**, 352 (1952).

JENKINS, M. T., A. H. GIESECKE, and G. T. SHIRES: Elektrolyte Therapy in Shock. In: Clinical Management of the Patient in Shock. Ed. L. R. ORKIN. Clinical Anestesia 2, Blackwell 1965.

KIVIKOSKI, J., S. LUNDBOM, and J. T. AIRAKSINEN: The dextran concentration in the unbilical cord of the newborn infant. Acta anästh. scand. Suppl. **24**, 33 (1966).

LINDNER, J.: Morphologische Untersuchungen über das Schicksal von Plasmaexpandern. In: Schock und Plasmaexpander, S. 23. Berlin-Göttingen-Heidelberg-New-York: Springer 1964.

LÖSEL, H. und W. APPEL: Wirkung von niedermolekularem Dextran auf den Serumcholesterinspiegel. Fortschr. Med. **85**, 517 (1967).

METCALF, W. and L. ROUSSELOT: A simple accurate and rapid Method for the Quantitative Determination of Dextran in Blood and Urine. J. Lab. Clin. Med. **40**, 901 (1952).

MORGAN, T. O., J. M. LITTLE, and W. A. EVANS: Renal failure associated with low-molecular-weight dextran infusion. Brit. Med. J. **2**, 737 (1966).

NAGEL, W., G. WOLFF, J. P. GIGON und F. ENDERLIN: Zur Bestimmung der Inulinclearance in Gegenwart von Dextran. Klin. Wschr. **45**, 137 (1967).

REDEI, A. and S. NAGY: Simultaneous Determination of Dextran and Glucose in Serum. Nature **191**, 173 (1961).

ROE, J. H.: The Determination of Dextran in Blood and Urine with the anthrone reagent. J. Biol. Chem. **208**, 889 (1954).

ROSENFELD, E. L., I. S. LUKOMSKAJA, N. K. RUDAKOWA und A. I. SCHUINA: Untersuchungen der a-1,4 und a-1,6-Polyglukosidasen in tierischen Geweben. Biochem. (Moskau) **24**, 1047 (1959) (russisch).

ROSENFELD, E. L. und A. S. SAENKO Metabolism in vivo of clinical dextran. Clin. chim. acta **10**, 223 (1964)

SAENKO, A. S.: a-1,6-Dextranglukosidase in menschlichen Organen. Probl. Gemat. **8**, 57 (1963) (russisch).

SCHNEIDER, K. W.: Kurz- und langfristige Blutvolumenänderungen nach Infusionen von Erythrozytenkonzentrat und modernen Plasmaexpandern unter Verwendung des Volumetron. Bibl. haemat. **20**, 159 (1965).

SERY, T. W. und E. J. HEHRE: Zitiert nach J. R. TURVEY, Polysaccharases. HOPPE-SEYLER-THIERFELDER, Enzyme VI, 3, S. 1142. J. Bact. **71**, 373 (1956).

TERRY, R., C. L. YUILE, A. GOLODETZ, C. PHILLIPS, and R. WHITE: Metabolism of dextran. Studies of radioactive carbonlabelled dextran in dogs. J. lab. clin. Med. **42**, 6 (1953).

WALLENIUS, G.: Die Nierenclearance von Dextran als Maß für die Durchlässigkeit der Glomeruli. Acta Soc. med. Upsala Suppl. 4 (1954).

— Some procedures for Dextran-Estimation in Various body Fluids. Acta Soc. upsaliensis **59**, 69 (1953).

Klinische Erfahrungen mit der Venendruckmessung in der Chirurgie

Von **H. R. Keil**

Aus der I. Chirurgischen Abteilung des Allgemeinen Krankenhauses Barmbek in Hamburg (Chefarzt: Dr. HAENISCH)

Die bisher mitgeteilten Ergebnisse über Untersuchungen der Messung des peripheren Venendruckes veranlaßten uns, die Methode in der klinischen Praxis auf ihre Anwendungsmöglichkeiten hin zu prüfen.

Wir stellten uns zwei Aufgaben, nämlich

1. die Anwendung zur Kontrolle der Behandlung des Volumenmangelzustandes im Schock und
2. die Anwendung in der postoperativen Infusionsphase zur laufenden Kontrolle einer Über- bzw. Unterinfusion.

Gute Voraussetzungen bestehen bei der Behandlung des Volumenmangels im Schock; denn die Patienten liegen in der Regel auf einer festen Unterlage, so daß die Justierung des Venotonometers ohne Schwierigkeiten möglich ist.

Normalwerte sind natürlich nicht zu erhalten; aber man kann einen Ausgangswert als Grundlage der Volumenauffüllung erhalten und die Auffüllung bis in den normalen Bereich kontrollieren.

Wir haben bei 53 Verletzten den Volumenmangel unter Kontrolle mit dem Venotonometer aufgefüllt.

In 26 Fällen wurde bei einer Tonometeranzeige von 10 cm H_2O eine Kontrolle der kapillaren Durchblutung durch Zugabe von 2 ml Hydergin i. v. durchgeführt.

In 24 Fällen kam es bei einem Venendruck von 10 cm H_2O nach der Hydergingabe zu *keinem* arteriellen Blutdruckabfall. Wir nehmen daher an, daß die Kontrolle der Volumensubstitution mit dem Venotonometer ausreichend ist. Diese Anwendung ist mit gutem Gewissen anzubieten.

2 Fälle dieser Reihe boten eine Besonderheit:

Ein 62jähriger, dicker Mann wurde nach einem Verkehrsunfall mit einem Oberschenkelbruch re. und einem Schienbeinkopfbruch li. im Schock eingeliefert.

Bei der relativ schnellen Infusion von 300 ml Rheomakrodex stieg der Venendruck innerhalb 10 min von 2 auf 14 cm H_2O, während der arterielle Blutdruck bei 60/40 mmHg blieb. Der Puls wurde auch nicht kräftiger.

Die Infusion wurde daraufhin sofort langsamer gestellt, und der venöse Druck sank wieder auf 5 cm H_2O. Unter laufender Kontrolle des Venendruckes wurde die Infusion so eingestellt, daß ein schnelles Ansteigen des Druckes vermieden wurde. Bei der späteren internen Untersuchung fand sich ein kompensiertes Cor pulmonale.

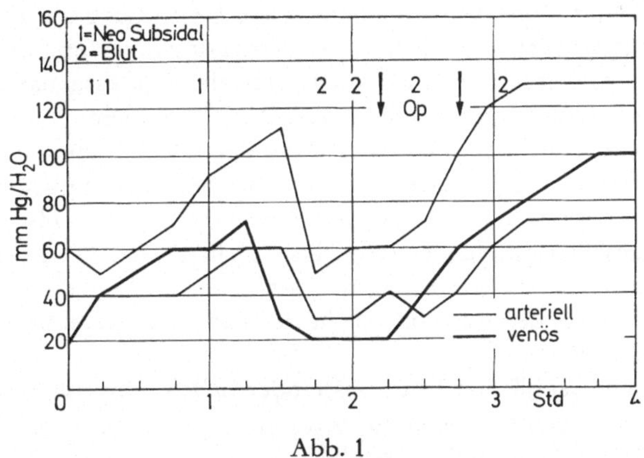

Abb. 1

In diesem Falle wurde eine zu plötzliche Überfüllung des Kreislaufes frühzeitig erkannt und bei der Weiterführung der Infusion vermieden.

Beim 2. Fall handelte es sich um ein stumpfes Bauchtrauma mit Verdacht auf eine Milzruptur. Hier verlief die Venendruckkurve, wie das Dia zeigt, während der Infusion ganz kontinuierlich ansteigend, um nach 90 min einen plötzlichen Knick nach unten zu machen. Der arterielle Druck blieb zunächst unverändert. Erst 15 min später klagte der Verletzte über Stechen in der li. Schulter; gleichzeitig sank der arterielle Druck schnell ab. Die sofort durchgeführte Laparotomie ergab eine Milzruptur. Die Milz wurde entfernt.

Katamnestisch hat es sich wohl um eine sog. zweizeitige Milzruptur gehandelt. Entweder ist die Kapsel endgültig gerissen, oder aber ein auf dem Riß gelegenes Blutkoagel wurde durch den steigenden Gefäßdruck aus dem Riß gedrückt.

Eindeutig machte in diesem Falle die erneute Blutung das erste Zeichen bei der Venendruckmessung. Erst später kamen die klinische Symptomatik und der Abfall des arteriellen Blutdruckes.

Wir hatten noch keine ausreichenden Erfahrungen, sonst hätten wir auf das erste Zeichen, mit der sofortigen Laparotomie reagiert. So wurde wertvolle Zeit nicht genutzt. Dem Patienten entstand jedoch dadurch kein Schaden.

Bei der Anwendung des Venotonometers in der postoperativen Infusionsphase liegen dagegen gänzlich andere Voraussetzungen vor. Die Patienten haben in der Regel eine längere Bettruhe hinter sich. Sie sind durchuntersucht und für eine Operation vorbereitet worden. Die Kreislaufverhältnisse und der Zustand des Herzens sind bis zu einem gewissen Grade bekannt.

Die postoperative Infusionsbehandlung dient nur in beschränktem Maße der Kreislaufauffüllung und hat noch andere Behandlungszwecke.

Man sollte also erwarten, daß bei der Venendruckmessung normale Verhältnisse vorhanden seien und man nur kontrollieren müsse, daß der Venendruck sich unter der Infusion nicht wesentlich verändere

Leider ist das nicht so, und das hat vor allem technische Gründe.

1. Das Gerät ist nicht genau zu justieren. Die Patienten liegen auf einer federnden Unterlage und hängen mit dem Gesäß und auch von beiden Seiten aus gesehen durch. Der Kopf liegt nicht in gleicher Ebene; oft ist auch der ganze Oberkörper etwas aufgerichtet.

2. Im Verlaufe der Infusion macht der Patient Bewegungen und wird mitunter gebettet.

3. Die handelsüblichen Infusionsständer haben teilweise gerade in der Höhe, wo das Venotonometer in Betthöhe angebracht werden muß, die Schraube, die die Ständerhöhe reguliert.

Wir haben bei 84 Patienten während der ersten beiden Tage nach einer Operation den Ablauf der Infusionsbehandlung mit dem Venotonometer kontrolliert. Es kam dabei zu erheblichen Schwankungen der Werte, die eine exakte, auf der Venendruckmessung basierende Kontrolle der notwendigen Flüssigkeitsmenge *nicht* zuließ.

Die Ausgangswerte lagen z. B. bei ein und demselben Patienten am ersten Tage bei +18 cm H_2O und am nächsten Tage bei ausgeglichener Flüssigkeitsbilanz und keinem bekannten Kreislaufschaden bei 4 cm H_2O.

In einzelnen Fällen konnte die Infusionsgeschwindigkeit bei Kreislauf- bzw. Herzstörungen so gesteuert werden, daß eine zu große Überlastung des Kreislaufes mit Flüssigkeit vermieden werden konnte. Aber hierbei konnte nur die steigende oder fallende Tendenz der Messungen verwertet werden. Absolute Werte waren nicht zu erhalten.

In genau einem Viertel der Fälle (21) trat eine Erscheinung auf, die wir uns nicht erklären können. Sie sei an einem typischen Beispiel gezeigt: Ausgangswert 5 cm H_2O. Nach 500 ml Infusion auf 10 cm gestiegen. Bei Drehung des Kopfes nach li. steigt jetzt der venöse Druck auf 27,5 cm! Bei Drehung des Kopfes nach re. fällt der Druck auf 8,5 cm. Dieses Phänomen ließ sich in allen Fällen beliebig reproduzieren. Es kamen bei anderen Patienten auch Drucksteigerungen bei Drehungen nach re. und Druckabfälle bei Drehungen nach li. vor. Es wurde keine Seite signifikant bevorzugt. Auch die Höhe der Schwankungen war unterschiedlich, am selben Tage beim selben Patienten aber annähernd konstant. Bei Messungen an mehreren Tagen kam es in 2 Fällen vor, daß die Steigerung an einem Tage bei Drehung des Kopfes nach li., am anderen Tage bei Drehung des Kopfes nach re. auftrat. Wir haben keine Erklärung dafür gefunden.

Zusammenfassung

Nach den uns vorliegenden Ergebnissen halten wir die periphere Venendruckmessung bei der Behandlung von Volumenmangelzuständen unter der Voraussetzung, daß das Gerät genau zu justieren ist, für empfehlenswert. Bei der Kontrolle von Infusionen zu anderen Zwecken im Bett hat sich das Gerät uns nicht bewährt, so daß die Methode in der derzeitigen technischen Ausführung nicht die gewünschte Kontrollmöglichkeit bietet.

Venendruckmessung bei geburtshilflich-gynäkologischen Komplikationen

Von **W. Kuhn** und **H. G. Bach**

Aus der Universitäts-Frauenklinik Heidelberg
(Direktor: Professor Dr. med. J. Zander)

In der Geburtshilfe spielen der haemorrhagische und der bakterielle Schock vor allen anderen Schockformen eine hervorragende Rolle. Es entstehen auf der einen Seite große Blutverluste in kurzer Zeit, deren Beherrschung durch eine gleichzeitige Beeinträchtigung des Systems der Hämostase verzögert werden kann, auf der anderen Seite ist der Verlauf häufig durch ein akutes Nierenversagen kompliziert. Die Beurteilung des Therapieeffektes anhand der Urinausscheidung ist in diesen Fällen nur mit Einschränkungen möglich. Die routinemäßige Messung des zentralen Venendrucks hat sich daher als besonders günstig erwiesen, da diese Methode einen weiteren Parameter zur Beurteilung der Herzkreislauffunktion liefern kann.

Im folgenden sollen einige klinische Situationen demonstriert werden, bei denen die kontinuierliche Messung des zentralen Venendrucks neue Gesichtspunkte für das therapeutische Vorgehen und damit für die Prognose ergeben hat.

Die kritische Bewertung von Meßergebnissen, die in dramatischen klinischen Situationen gewonnen sind, ist schwierig, da eine große Zahl von kontrollierbaren und nicht kontrollierbaren Faktoren bei ihrer Interpretation zu berücksichtigen sind. Es wurde daher bei der Auswahl der zu demonstrierenden Beispiele darauf geachtet, aus den Beobachtungskurven Segmente herauszuschneiden, die überschaubare Störfaktoren enthalten und eine klare Aussage über den zentralen Venendruck zulassen.

In der Heidelberger Frauenklinik wird der zentrale Venendruck seit 1965 durch den Subclavia-Katheter gemessen, über dessen Vorteile kürzlich berichtet wurde (Kuhn und Bach 1966; Bach und Mitarb. 1967). Wir benutzen ein offenes System und messen in cm Wassersäule. Den 0-Punkt legen wir nach Angaben von Feurstein (1965) in eine 10 cm über der Auflage der Patientin befindlichen Ebene. Die Ebene wird mit Hilfe einer Wasserwaage auf den Maßstab übertragen, um eine zusätzliche Fehlerquelle bei der Eichung auszuschalten. Wir sind uns der Tatsache bewußt, daß diese

Eichung nur annäherungsweise den anatomischen Verhältnissen entspricht und demzufolge auch die Normwerte relativ sind. Im Hinblick auf die unterschiedlich angegebenen Normwerte in der Literatur [KIRCHNER (1967) —2 bis +6 cm Wassersäule, LILLEHEI (1965) bis +12 cm Wassersäule während der Infusionstherapie, LUTZ (1966) +5 bis +15 cm Wassersäule] erscheint es fraglich, ob absoluten Meßwerten innerhalb gewisser Grenzen im Gegensatz zur Tendenz der Druckkurve überhaupt eine wesentliche Bedeutung zukommt. Bei den im allgemeinen internistisch gesunden graviden Patientinnen liegen nach unseren Erfahrungen die Normwerte zwischen 0 und +6 cm, ±2 cm. Dieser Befund läßt indirekt wenigstens bei der hier besprochenen Patientinnengruppe auf eine für die Klinik genügende Präzision der Eichung schließen.

Kasuistik

1. Patientin M. Fl. Nr. 2427/67, 32 Jahre 60 kg. III-para, IV-gravida. Keine Komplikationen bei den bisherigen Entbindungen. 20 Uhr Uterusruptur, unmittelbar danach Uterusexstirpation. Während der Operation Ungerinnbarkeit des Blutes, erfolgloser Versuch, die Gerinnungsverhältnisse mit Trasylol und Fibrinogen zu normalisieren. Kontinuierliche Blutung in die Bauchhöhle und aus der Vagina, haemorrhagischer Schock.

In der Zeit zwischen 20 Uhr und 1 Uhr erhielt die Patientin 11500 ml Flüssigkeit, davon 9500 ml Blut, Fibrinogen und Dextran. Dies spielte sich in einem benachbarten Kreiskrankenhaus ab, wohin wir gegen 1 Uhr gerufen wurden. Im Hinblick auf die bisher erfolglose Behandlung der haemorrhagischen Diathese und den Angaben der bewußtseinsgetrübten Patientin, ihr Vater habe bei einer Zahnextraktion geblutet, wurde das Vorliegen einer von Willebrand-Jürgens'schen Erkrankung angenommen, eine Vermutung, die sich später bestätigte. Die Gerinnungsverhältnisse in vitro konnten in wenigen Minuten normalisiert werden, eine meßbare Verkürzung der Blutungszeit wurde erst nach mehrstündiger Behandlung registriert.

Die Patientin befand sich im haemorrhagischen Schock, Pulsfrequenz 170, arterieller Blutdruck nicht meßbar, Atmung nicht beschleunigt, Oligo-Anurie, zentraler Venendruck bei improvisierter Messung —2 bis —3 cm (Abb. 1). Die Patientin erhielt in der Zeit zwischen 1 und 11.30 Uhr weitere 9000 ml Flüssigkeit durch den Subclavia-Katheter, davon 7500 ml Blut, Cohnsche Fraktion I und Volumenersatzmittel in Form von Gelatine-Präparaten.

Der Kurvenverlauf entspricht der langsamen Besserung des Volumenmangelschocks. Zwischen 7 und 8 Uhr erfolgte der Transport in die Heidelberger Klinik. Um 8 Uhr lag der zentrale Venendruck bei +1 cm, die Pulsfrequenz in Ruhe betrug 80 Schläge pro Minute, der arterielle Blutdruck war noch leicht erniedrigt (100/75). Die Atmung war mit 25 Atemzügen pro Minute beschleunigt, die Diurese hatte um 5 Uhr meßbar begonnen, die Stundenurinmengen stiegen im Laufe der nächsten Stunden kontinuierlich auf Werte zwischen 25 und 30 ml an.

Nach Verlegung in die Heidelberger Klinik wurde aus folgenden Gründen eine noch bestehende Hypovolämie angenommen: extreme Blässe der Patientin, keine Zeichen der Zentralisation, angedeutete Pulsfrequenzsteigerung in Ruhe, leicht erniedrigter arterieller Blutdruck, beschleunigte Atmung, Hämatokrit 26%, zentraler Venendruck *im unteren Bereich der Norm.*

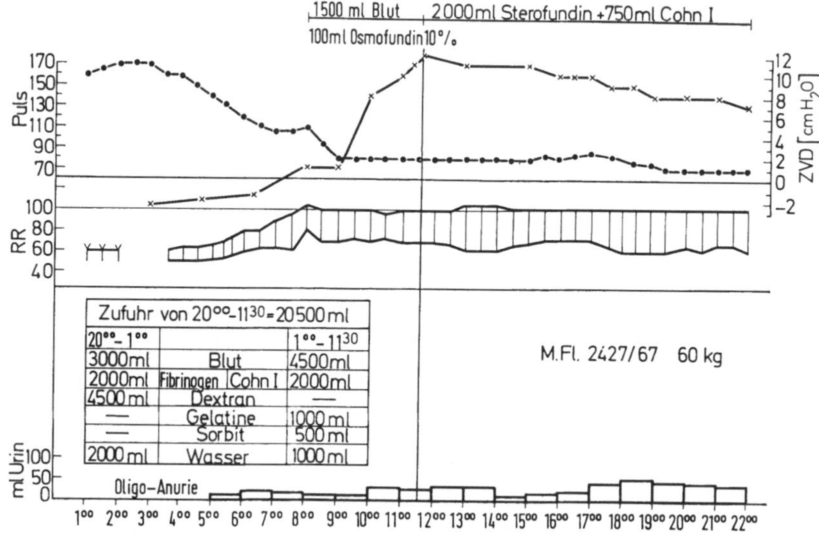

Abb. 1. Verlaufsbeobachtung Pat. M. Fl. Haemorrhagischer Schock nach Uterusruptur bei von Willebrand-Jürgens'scher Erkrankung

In der Zeit zwischen 8 und 11.30 Uhr wurden 1500 ml Blut und 100 ml Osmofundin infundiert. In dieser Zeit stieg der zentrale Venendruck von +1 auf +12 cm kontinuierlich an. Pulsfrequenz, *Atmung und arterieller Blutdruck blieben unverändert.*

Um 11.30 Uhr wurde die Blutinfusion abgebrochen, der, wie später festgestellt wurde, für die Patientin normale zentrale Venendruck von +6 bis 7 cm wurde erst um 22 Uhr erreicht. Zu dieser Zeit tolerierte die Patientin eine erneute Blutinfusion ohne Steigerung des Venendrucks. 5 Std nach Unterbrechung der Blutinfusion zeigten Puls- und Atemfrequenz eine abfallende Tendenz, der arterielle Blutdruck blieb konstant, die Urinausscheidung stieg langsam an. Während der gesamten Beobachtungszeit (8–22 Uhr) war der Kreislauf nicht zentralisiert.

Kommentar

Im vorliegenden Fall zeigt sich nach gut korrespondierenden Kurvenverläufen in der Zeit von 1–8 Uhr eine Diskrepanz zwischen *ansteigender Tendenz des zentralen Venendrucks* auf der einen Seite und *konstanter Atem-Pulsfrequenz bzw. arteriellen Blutdruckwerten* auf der anderen Seite.

Die terminale Durchblutung war nicht meßbar gestört, es bestand eine Hypovolämie, deren *kurzfristige* Korrektur *nicht vital indiziert* war.

Bei jungen internistisch gesunden Patienten sind in der Frühphase des Schocks kardiogene Komplikationen selten, die Möglichkeit einer Minderung der Kontraktilität des Myokards nimmt jedoch im protrahierten Schock kontinuierlich zu (Buchborn 1960; Lutz 1965; Wollheim 1965; Schmier 1965; Schneider 1965; Thal 1965; Wells 1965).

Es ergibt sich die Frage, wann bei einem meßbaren funktionellen Mißverhältnis zwischen zentralvenösem Volumen und Kapazität des Herzens therapeutisch reagiert werden soll, zumal *während* des Anstiegs des zentralen Venendrucks eine Aussage über die zu erwartende maximale Steigerung nicht möglich ist. Da bei dem hier angeführten Fall Zeichen der terminalen Vasokonstriktion nicht nachweisbar waren, bestand keine Indikation zur Anwendung von Vasodilatoren im Sinne der kontrollierten Volumenanpassung (Kirchner 1965). Die *forcierte* Erhöhung der Anfangsspannung des Herzmuskels erschien nicht indiziert, da eine akute Gefahr nicht mehr bestand. Wenn auch ein zentraler Venendruck von +12 cm Wasser während einer Blutinfusion absolut gesehen nicht ungewöhnlich ist, so ist doch bei der hier beobachteten Gesamtkonstellation das funktionelle Mißverhältnis zwischen Volumen und Kapazität des Herzens als Ausdruck einer Kontraktilitätsminderung des Herzmuskels zu werten, zumal sich die Patientin mindestens 9 Std im tiefen haemorrhagischen Schock befunden hatte. Die Patientin hatte vor Beginn der Venendrucksteigerung eine Sättigungsdosis von 0,5 mg Strophantin erhalten. Es lag daher nahe, zunächst die Volumenzufuhr zu reduzieren; ein Vorgehen, welches einerseits, wie der Kurvenverlauf zeigt, die Verhältnisse normalisierte, andererseits sicher die Maßnahme mit dem geringsten Risiko darstellte.

Unser therapeutisches Vorgehen war möglicherweise übervorsichtig, wird sind jedoch der Ansicht, daß es günstiger ist, wenn die klinische Situation es erlaubt, auf eine ansteigende Tendenz des zentralen Venendrucks in einem Augenblick zu reagieren, in dem Pulsfrequenz und arterieller Druck bzw. Atmung noch keine Verschlechterung zeigen.

2. Patientin E. Schr. Nr. 2446/66, 36 Jahre 72 kg. II-para, III-gravida. Keine Komplikationen bei den bisherigen Entbindungen. Jetzige Gravidität mens IV. Mechanischer Abtreibungsversuch 3 Tage vor der Einweisung in die Klinik. Aufnahme der Patientin im Endotoxinschock (E. coli). Nach den Angaben der Patientin Anurie seit 9 Std. Bei der Einführung des

Dauerkatheters in die Blase z. Z. der Aufnahme konnte kein Urin gewonnen werden. Die gerinnungsanalytische Untersuchung ergab das Vorliegen einer Verbrauchskoagulopathie nach generalisierter intravasaler Gerinnung. Zu diesem Befund paßte die bei derartigen generalisierten intravasalen Gerinnungsprozessen häufig zu beobachtende *komplette Anurie*. Während der folgenden 12 Std wurde innerhalb der Schockbehandlung versucht, die terminale Strombahn durch eine induzierte Fibrinolyse zu eröffnen. Dieser

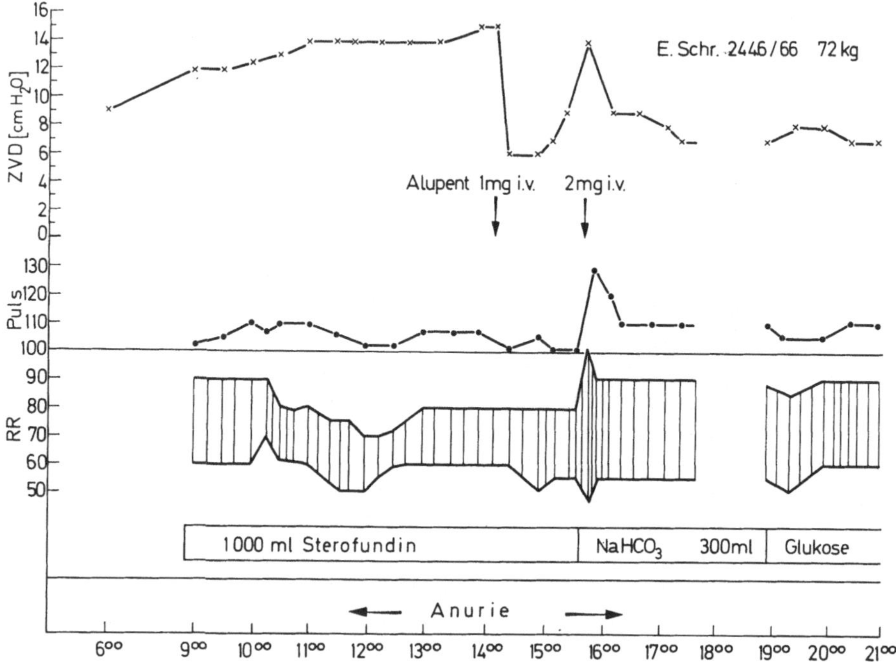

Abb. 2. Verlaufsbeobachtung Pat. E. Schr. Endotoxinschock nach artefiziellem Abort

Versuch mißlang im Gegensatz zu anderen Fällen (Kuhn und Graeff 1966; Lasch 1967). Die Patientin wurde behandelt mit Blut, Volumenersatzmitteln, Hydergin, hohen Dosen Dexamethason, Natriumlactat und Sauerstoff. 3 Std vor Beginn der hier demonstierten Kurve entwickelte sich unter Abfall des arteriellen Druck und Ansteigen der Pulsfrequenz eine Tachypnoe, dieser Zustand wurde als beginnendes Lungenoedem angesehen. Der zu dieser Zeit nicht kontinuierlich gemessene zentrale Venendruck stieg auf +12 cm an. Ein Aderlaß von 800 ml reduzierte den zentralen Venendruck auf +9 cm, Pulsfrequenz, arterieller Druck und Atmung gingen auf die (pathologischen) Ausgangswerte zurück. Während der nächsten 3 Std kontinuierlicher Anstieg des zentralen Venendrucks von +9 auf +15 cm bei erhöhter Pulsfrequenz (110–115) und einem arteriellen Druck von 80/60. Beschleunigte Atmung, Bewußtseinstrübung (Abb. 2). Nach intravenöser Injektion von 1 mg Alupent kritischer Abfall des zentralen Venendrucks von +15 cm auf +6 cm, geringgradiger Anstieg der Pulsfrequenz mit geringgradiger Vergrößerung der arteriellen Amplitude, Besserung der Kapillarfüllungszeit. Nach 1 Std erneuter Anstieg des zentralen Venendrucks auf +14 cm, keine Änderung von Pulsfrequenz und arteriellem Druck. In der Vorstellung, daß eine metabolische Acidose vorliege (eine Analyse war nicht erreichbar), wurden 300 ml Natriumbicarbonat in Verbindung mit weiteren 2 mg Alupent gegeben. Erneuter Abfall des zentralen Venendrucks auf +7 cm, Erhöhung des arteriellen Drucks, Vergrößerung der arteriellen Amplitude, nach einem der Injektion von Alupent folgenden Frequenzgipfel, Pulsfrequenz 110, Normalisierung der Atemfrequenz, Eröffnung der terminalen Strombahn. Diese Verhältnisse blieben während der nächsten 4 Std stabil. Die Patientin wurde in die Med. Klinik zur Dialyse verlegt, eine langsame Volumensubstitution verlief ohne Komplikationen. Nach 6 Wochen konnte die Patientin mit einer noch bestehenden leichten Niereninsuffizienz aus der stationären Behandlung entlassen werden. Im vorliegenden Fall ist die Annahme berechtigt, daß eine beidseitige partielle Nekrotisierung der Nierenrinde stattgefunden hat.

Kommentar

Es handelte sich im vorliegenden Fall um einen protrahiert verlaufenden Endotoxinschock. Die Erfassung meßbarer Veränderungen der terminalen Durchblutung anhand der Urinausscheidung war infolge kompletter Anurie nicht möglich. Im Laufe der Schockbehandlung kam es zu einer kardialen Dekompensation mit beginnendem Lungenoedem.

Der kontinuierliche Anstieg des zentralen Venendrucks bei unveränderter Pulsfrequenz und arteriellem Blutdruck war bei der im protrahierten Endotoxinschock befindlichen, zentralisierten Patientin als Folge einer *zunehmenden terminalen Vasokonstriktion* oder als Ausdruck einer *Kontraktilitätsminderung des Myokards* anzusehen. Eine iatrogene Hypervolämie war auszuschließen, eine Verlegung der terminalen Strombahn in der Lunge klinisch nicht zu objektivieren. Für beide pathophysiologischen Vorgänge bestanden Anhaltspunkte (Blässe, kalte Haut, beginnendes Lungenoedem wenige Stunden zuvor). Bei einer derartigen Konstellation hat sich die von Wiemers (1965) angegebene Behandlung mit Alupent als günstig erwiesen. Die Nutzung des chrono- und inotropen Effektes dieser Substanz in Verbindung mit peripherer Vasodilatation wird den wesentlichen pathogenetischen Faktoren beim Schock in der hier geschilderten Phase gerecht. Die erste Injektion (1 mg Alupent in wenigen Minuten i.v.) ließ zwar den zentralen Venendruck kritisch abfallen, zeigte jedoch keine entsprechende

Zunahme der Förderleistung des Herzens. Wir haben den Abfall des zentralen Venendrucks daher *in erster Linie* auf die klinisch faßbare Durchbrechung der terminalen Vasokonstriktion zurückgeführt. Vasodilatoren werden zur „Dekompression der Lunge" im Schock u. a. von LILLEHEI 1965 und THAL 1965 angegeben. Auch im vorliegenden Fall scheint die Annahme berechtigt, daß der vasodilatorische Effekt des Alupents maßgeblich am Abfall des zentralen Venendrucks beteiligt war. Der erneute Anstieg des zentralen Venendrucks wurde weniger auf eine, in der Phase der Remobilisierung von Flüssigkeit nach Durchbrechung der Zentralisation stattfindende, Hypervolämie zurückgeführt als auf eine erneut manifest werdende Kontraktilitätsminderung des Myokards bei metabolischer Acidose im protrahierten Schock. Der auf der Kurve registrierte günstige Effekt einer zweiten Alupentinjektion in Verbindung mit Natriumbicarbonat auf alle gemessenen Parameter spricht für die Richtigkeit dieser Annahme.

Die Messung des zentralen Venendrucks hat unseres Erachtens in diesem Fall nicht nur zur Erkenntnis eines *funktionellen Mißverhältnisses* zwischen zentralvenösem Volumen und Kapazität des Herzens geführt, sondern, wie die Kurve zeigt, den unvollkommenen und vollkommenen *Effekt der Therapie* frühzeitig erkennen lassen.

3. Bei gynäkologischen Operationen, die weder präoperativ noch während des Eingriffes durch Hypovolämie oder kardiale Dekompensation kompliziert waren, wurde der zentrale Venendruck nur in Ausnahmefällen gemessen. Diese Messungen ergaben keine (für gynäkologische Operationen) charakteristischen Gesichtspunkte.

Dennoch erscheint es berechtigt, auf ein nicht ganz selten bei abdominellen gynäkologischen Operationen zu beobachtendes Phänomen hinzuweisen, wenn dies auch mit Sicherheit bei anderen intraabdominellen Eingriffen unter gleichen Bedingungen zu beobachten sein dürfte.

Das Vena-cava-Kompressions-Syndrom in der Schwangerschaft ist eine im allgemeinen harmlose, durch Lagerung der Patientin auf die Seite schnell zu behebende Komplikation. Bei abdominellen gynäkologischen Operationen ergibt sich des öfteren die Notwendigkeit, den Darm vom Operationsgebiet mit Hilfe einer Tamponade fernzuhalten. Um dieses zu erreichen, wird eine „Tuchrolle" zwischen Bauchdecken und hintere Abdominalwand gelegt. Bei dieser Methode kann es ebenfalls zum Vena-cava-Kompressions-Syndrom kommen. Eine zu groß bemessene Tamponade bei straffen Bauchdecken und möglicherweise geringem Druck von außen führt in manche Fällen zu einer erheblichen Einengung der Vena cava. Der zentrale Venendruck kann wenige Sekunden nach Einlage der Tamponade um 8–10 cm fallen, in extremen Situationen besteht cranial von der Tamponade eine durch Blutverlust nicht zu erklärende Hypovolämie, während caudal und gerade im Operationsgebiet eine Hypervolämie mit entsprechender Blutungstendenz vorliegt. Der Abfall des zentralen Venendrucks geht einer Änderung der übrigen Parameter zeitlich voraus. Das beschriebene Vena-cava-Kompressions-Syndrom kann besonders bei älteren Patienten zur ernsten Komplikation werden, es läßt sich durch die Messung des zentralen Venendrucks während der Entfernung der Tamponade eindeutig und in wenigen Sekunden erkennen.

Schlußfolgerungen

1. Die Messung des zentralen Venendrucks durch den Subclavia-Katheter ist technisch einfach und in jeder Situation ausführbar.

2. Nur die kontinuierliche Messung ergibt verwertbare Daten.

3. Voraussetzung für die richtige Beurteilung einer durch diese Messung entstandenen Kurve ist die gleichzeitige Bewertung aller anderen klinischen Daten desselben Zeitabschnittes.

4. Die Bewertung der Änderung des zentralen Venendrucks in der Zeiteinheit wird dem jeweiligen individuellen patho-physiologischen Vorgang eher gerecht, als die konsequente Beachtung von Norm- oder Grenzwerten.

5. Der zentrale Venendruck ist nicht nur ein Hilfsmittel der Diagnostik; er bietet zusätzlich die Möglichkeit einer sensiblen Therapiekontrolle.

6. Der zentrale Venendruck zeigt Störungen im Zusammenspiel zwischen terminaler Strombahn, Volumen und Herz oft an, bevor diese mit Hilfe der konventionellen Überwachungsmaßnahmen zu erkennen sind.

7. In der Heidelberger Frauenklinik wird der zentrale Venendruck seit 1965 bei allen geburtshilflichen und gynäkologischen Komplikationen gemessen. Als besonders wertvoll hat sich die Methode bei der Überwachung der Spätphase des (bakteriellen und haemorrhagischen) Schocks erwiesen. Nicht immer liefert der zentrale Venendruck wichtige oder überraschende Informationen. Wenn die Messung des zentralen Venendrucks jedoch neue Gesichtspunkte ergibt, so können diese zu entscheidenden therapeutischen Konsequenzen führen.

Literatur

Bach, H. G., St. Slowinski, H. Rummel und W. Kuhn: Punktion und Katheterismus der Vena subclavia. Der Anästhesist, **16** 233 (1967).

Buchborn, E.: In: Handbuch der Inneren Medizin IX, 1, 4. Aufl. Schock und Kollaps, S. 1022–1025. Berlin-Göttingen-Heidelberg: Springer 1960.

Feurstein, V.: Grundlagen und Ergebnisse der Venendruckmessung zur Prüfung des zirkulierenden Blutvolumens. Anaesthesiologie und Wiederbelebung. Berlin-Heidelberg-New York: Springer 1965.

Kirchner, R.: Bluttransfusion und Schocktherapie. Langenbecks Arch. f. klin. Chir. **113**, 119 (1965).

— Schock und zentraler Venendruck. Münch. med. Wschr. **36**, 1846 (1967).

Kuhn, W. und H. Graeff: Verbrauchskoagulopathie und Lysekoagulopathie bei geburtshilflichen Blutungen. Geburtsh. u. Frauenheilk. **26**, 913 (1966).
– und H. G. Bach: Punktion und Katheterismus der Vena subclavia in Geburtshilfe und Gynäkologie. Geburtsh. u. Frauenheilk. **26**, 1272 (1966).
Lasch, H. G.: Septischer Abort und Chorionamnionitis, Diskussion. 135. Tagung d. Mittelrheinischen Gesellschaft f. Geburtshilfe und Gynäkologie 10. u. 11. 6. 1967 in Heidelberg.
Lillehei, R. C., J. K. Longerbeam, J. H. Bloch, and W. G. Manax: Hemodynamic Changes in Endotoxin Shock. 12. Hahnemann Symp. S. 460. New York & London: Grune & Stratton 1965.
– Irreversible Shock, Panel Discuss. 12. Hahnemann Symp. S. 651. New York & London: Grune & Stratton 1965.
Lutz, H.: Genese und Therapie des haemorrhagischen Schocks, S. 38. Stuttgart: Georg Thieme Verlag, 1965.
– Differenzierung verschiedener Formen des Schocks durch einfache Meßverfahren. Dtsch. med. Wschr. **22**, 1043 (1966).
Schmier, J.: Genese und Therapie des haemorrhagischen Schocks, S. 27. Stuttgart: Georg Thieme Verlag 1965.
Schneider, M.: Genese und Therapie des haemorrhagischen Schocks, S. 60. Stuttgart: Georg Thieme Verlag, 1965.
Thal, A. P.: Irreversible Shock, Panel Discussion. 12. Hahnemann Symp. P. 647. New York & London: Grune & Stratton 1965.
Wells, R. E. jr.: Irreversible Shock, Panel Discussion. 12. Hahnemann Symp. P. 645. New York & London: Grune & Stratton 1965.
Wiemers, K.: Anaesthesiologische Probleme bei Komplikationen nach Trauma. Melsunger Medizinische Mitteilungen, Bd. **39**, 105, 104 (1956).
Wollheim, E.: Genese und Therapie des haemorrhagischen Schocks. Stuttgart: S. 57. Georg Thieme Verlag 1965.

Einfluß der Sympathicusblockade auf den Venendruck

Von **J. Henley** und **Ch. Wolf**

Columbia University, New York

Die Sympathicusblockade, deren Auswirkungen auf das venöse System hier behandelt werden sollen, haben wir am Francis Delafield Hospital in New York als totale Blockade durch Epidural- bzw. hohe Spinalanaesthesie durchgeführt.

Hierdurch kommt es zum Verlust sämtlicher Herz-Kreislauf-Reflexe. Wir halten dies für wesentlich, weil kompensatorische Herz-Kreislauf-Reflexe einen effektiven Blutverlust verschleiern können und Änderungen der Pulsfrequenz und des Blutdruckes gewöhnlich erst spät den wirklichen Verlust an Blutvolumen anzeigen. Natürlich kann eine Sympathicusblockade auch durch Drogen, wie Ganglienblocker, Sympathicolytica usw., erreicht werden. Wir lehnen jedoch diese Methoden ab, weil die Sicherheit der *totalen* Blockade nicht gegeben ist und, weil die Möglichkeiten fehlen, das Ausmaß der Blockierung festzustellen. Bei unvollständiger Blockade können autonome Reflexe, zumindest teilweise, Änderungen des Blutvolumens kompensieren, und wir haben daher keine Möglichkeit aus Änderungen des mittleren Arteriendruckes auf Blutverlust oder Übertransfusion zu schließen.

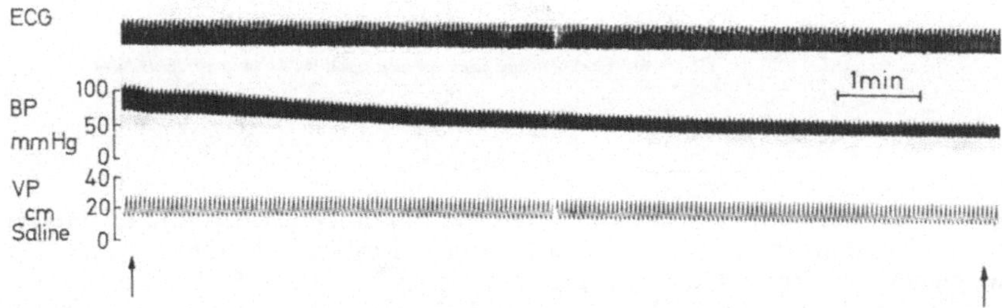

Abb. 1. Pulsfrequenz, arterieller Blutdruck (B. P.) und zentral-venöser Druck (V. P.) zu Beginn einer totalen Sympathicusblockade. Nach epiduraler Injektion des Lokalanaestheticums (erster Pfeil) die Pulsfrequenz sinkt von 86/min bis zu 65/min. Der arterielle Druck (B. P.) fällt von 125/70 auf 65/45. Der venöse Druck bleibt unverändert

Man kann sicher sein, daß eine totale Blockade erreicht ist, wenn nach Injektion des Lokalanaestheticums in den epiduralen Raum der arterielle Druck abfällt, sich auf einem gewissen Niveau stabilisiert, die Pulsfrequenz auf ca. 60/min absinkt und dann nach intravenöser Injektion einer vagolytischen Dosis von Atropin unverändert bleibt.

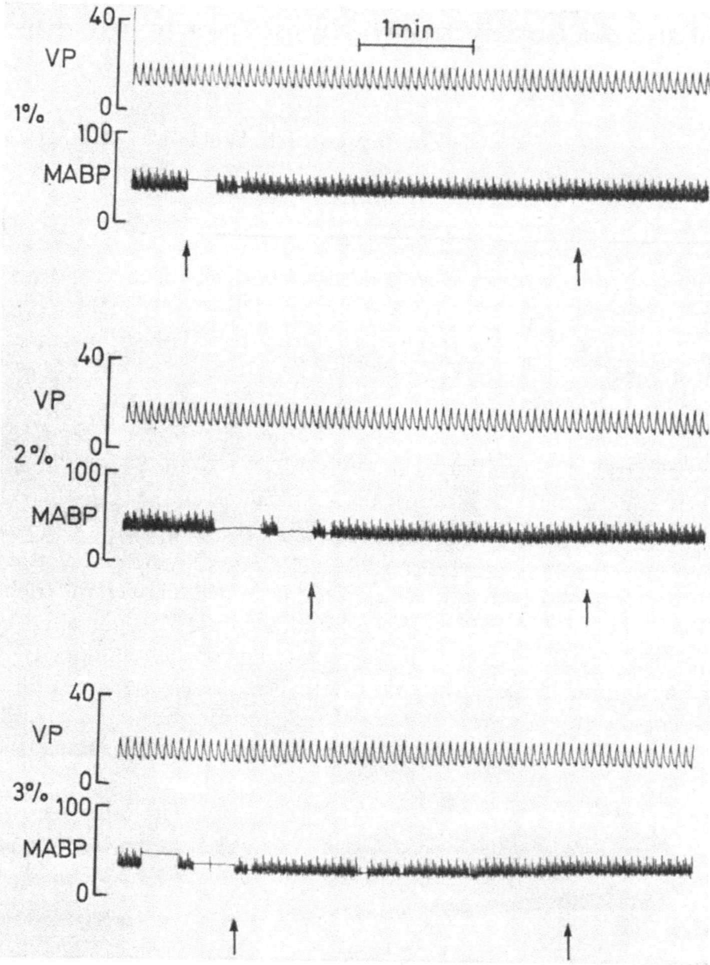

Abb. 2. Zentral-venöser (V. P.) und arterieller Blutdruck (M.A.B.P.) bei Blutverlust und Retransfusion während totaler Sympathicusblockade. Oben: 36 ml (1 % des gemessenen Blutvolumens) abgenommen mit Abfall von 5,31 % des arteriellen Druckes. In der Mitte: 72 ml Blut (2 % des Volumens) abgenommen mit Abfall von 17,2 %. Unten: 108 ml Blut (3 % des Volumens) abgenommen mit Abfall von 23,55 %.

Bei jeder Retransfusion (zweiter Pfeil) ist der ursprüngliche Druck wiederhergestellt. Der venöse Druck bleibt unverändert

Neben der Kontrolle der arteriellen Druckverhältnisse nach totaler Blockade haben wir in einer Reihe von Fällen auch das Verhalten des Venendrucks geprüft. Dabei konnten wir feststellen, daß der zentrale Venendruck am Anfang der Blockade unverändert bleibt, während der arterielle Druck in dieser Phase einen bemerkenswerten Abfall zeigt (Abb. 1).

Auffallend ist, daß bei totaler Blockade der venöse Druck sich durch Blutverlust nicht ändert, während der arterielle Druck bei Verlust von 1% des ursprünglichen Blutvolumens ungefähr um 5% abfällt. Auch bei

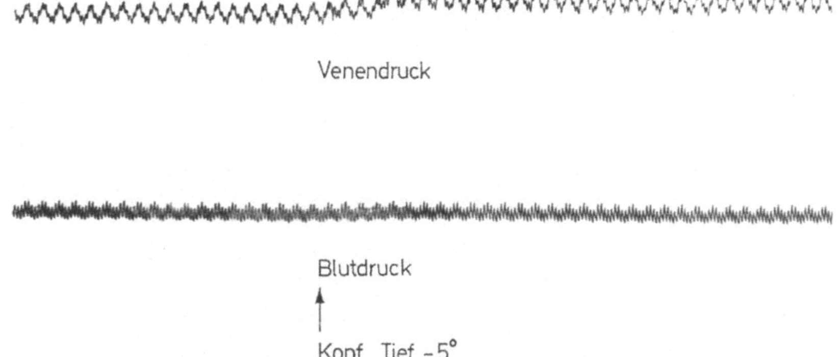

Abb. 3. Verhalten des zentral-venösen und des arteriellen Druckes bei Kopftieflage um —5° während totaler Sympathicusblockade

Blutersatz durch Transfusion zeigen Arteriendruck und Venendruck ein unterschiedliches Verhalten. Der arterielle Druck steigt an bis zur Erreichung des Ausgangsvolumens; der venöse Druck bleibt praktisch unverändert (Abb. 2).

Hervorzuheben ist, daß mechanische Faktoren den venösen Druck im Verlauf der Blockade beträchtlich verändern. Auch der arterielle Druck wird durch mechanische Ursachen verändert, aber vergleichsweise nur sehr geringfügig. So führen Lageänderungen des Patienten, wie Kopftieflage, Beinhochlage und stärkerer Druck auf die Eingeweide, zu Änderungen des Druckes sowohl im arteriellen wie auch im venösen Bereich des Kreislaufes (Abb. 3).

Nicht onkotische Flüssigkeit kann den arteriellen Druck temporär erhöhen, solange diese dem intravaskulären Volumen angehört.

Zusammenfassung

Unsere bisherigen Untersuchungen haben gezeigt, daß die Druckverhältnisse im venösen System sich nach totaler Sympathicusblockade zwar nach mechanischer Einwirkung auf den Patienten verändern, nicht aber – oder doch nur kaum erkennbar – bei Blutverlusten bzw. Transfusionen.

Summary

Under total sympathetic blockade the venous pressure responds only to mechanical forces and not at all to changes in blood volume.

Zentraler Venendruck unter Vasopressorwirkung

Von **E. Kirchner**

Aus der Abteilung für Anaesthesiologie der Medizinischen Hochschule Hannover (Prof. Dr. E. KIRCHNER)

Über Änderungen des zentralen Venendrucks (ZVD) durch die Einwirkung von Vasopressorstoffen auf den menschlichen Kreislauf ist wenig veröffentlicht. RÖSSING [12] fand bei Gesunden Anstiege des ZVD bis zu 25 cm H_2O nach 20–60 gtt einer Noradrenalin-Lösung 1:100.

Im Rahmen der Schocktherapie sind unter Vasopressorwirkung ZVD-Werte bis zu 25 cm H_2O gefunden worden [1, 4, 6, 10, 15]. FEUERSTEIN [1] weist deshalb darauf hin, daß der Venendruck unter Vasopressorwirkung kein verwertbarer Parameter zur Beurteilung des Blutvolumens bzw. der zu infundierenden Flüssigkeitsmenge sei.

Indirekte Hinweise auf die ausschließlich venendrucksteigernde Wirkung der Vasopressorstoffe (Hypertensin®, Noradrenalin, Novadral®, Octapressin®) ergeben sich aus folgenden klinischen Beobachtungen:

1. Wenn bei einer chronischen Herzinsuffizienz eine Hypotonie korrigiert werden muß, kommt es infolge der Vasopressoranwendung leicht zum Lungenoedem.
2. Die Therapie der Hypotonie nach Herzinfarkt mit Vasopressorstoffen führt bei vorgeschädigten Herzen eher zum Lungenoedem als bei Patienten, die vorher nicht herzinsuffizient waren.
3. Wenn eine akute Kreislaufinsuffizienz unklarer Genese behandelt wird, kommt es unter Vasopressorwirkung beim Einregulieren des Blutdrucks gelegentlich zu bedrohlicher Atemnot, wenn der systolische Druck überschießend ansteigt.

Den Kliniker interessiert der ZVD vornehmlich als Unterscheidungsmerkmal zwischen Herzinsuffizienz (Infarkt, chronischer Herzinsuffizienz) und der Übertransfusion bzw. Überinfusion [11].

Manche Autoren differenzierten die Therapie der Hypotonie durch Herzinfarkt nach dem ZVD in Volumeneinfuhr (bei niedrigem ZVD) und Vasopressortherapie (bei hohem ZVD) [7]. Diese Ausrichtung der Therapie nach dem ZVD ist indes längst verlassen, denn hohe zentrale Venendrucke treten auf:

1. bei fortgeschrittener Herzinsuffizienz [13],
2. bei pathologischer Hypervolämie (Polycythämie),
3. bei Übertransfusion bzw. Überinfusion,
4. unter Vasopressorwirkung,
5. bei akuter tonischer Kreislaufinsuffizienz [10].

Wie kommt es, daß der ZVD bei so unterschiedlichen Kreislaufsituationen gleiche Höhe erreicht?

Seit Glaser und McMichael [5], Sjöstrand [14], Gauer [2, 3, 4], Henry [8] und Sieker darf als gesichert gelten, daß (für den normalen Kreislauf) der ZVD eine enge Korrelation zum intrathorakalen Blutraum einhält (der intrathorakale Raum wirkt als Druckausgleichsgefäß [14]).

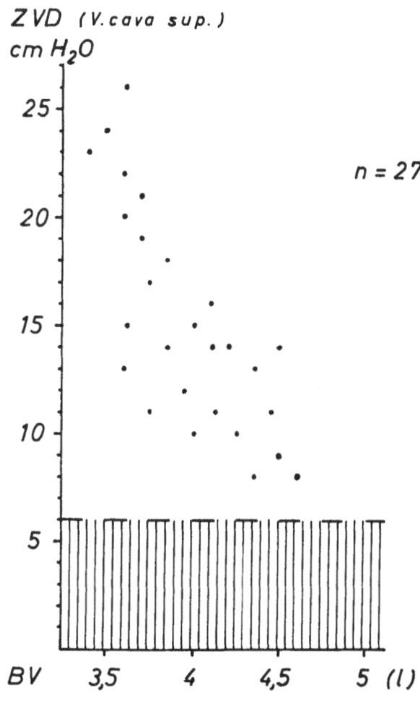

Abb. 1. Zentraler Venendruck unter Vasopressorwirkung (Arterenol®, Hypertensin®) bei Schockpatienten mit Hypovolämie. Systolischer Blutdruck zwischen 100 und 140 Torr, Körpergewicht, Größe, Fettanteil etc. unbekannt

Diese Korrelation ist auch bei den angeführten Gelegenheiten gewahrt. Bei der chronischen Herzinsuffizienz und bei der pathologischen Hypervolämie besteht eine allgemeine Zunahme der extrazellulären Flüssigkeit. Blutvolumen *und* interstitielle Flüssigkeit sind vermehrt, die intrathorakalen Gefäßabschnitte sind stärker gefüllt.

Eine Übertransfusion kann sowohl bei allgemeiner Hypervolämie als auch bei partieller Hypervolämie – z. B. nach Bluttransfusion in einen zentralisierten Kreislauf hinein – auftreten [10]. Auch hierbei ist das intrathorakale Blutvolumen vermehrt.

Unter Vasopressorwirkung geht der ZVD-Anstieg beim Gesunden mit einer Blutverschiebung in die intrathorakalen Gefäßabschnitte einher. In gleicher Weise kommt der ZVD-Anstieg bei akuter tonischer Kreislaufinsuffizienz zustande. Der Begriff Kreislaufzentralisation kennzeichnet in klassischer Weise die Blutverschiebung in die intrathorakalen Gefäßabschnitte.

Aus dem bisher Skizzierten dürfen wir folgern, daß der Anstieg des ZVD unter Vasopressorwirkung tatsächlich durch eine Blutverschiebung in den intrathorakalen Raum entsteht. Auch Befunde von Hess [9], der den Blutgehalt der Lunge mit der Röntgen-Densigraphie mißt, deuten darauf hin.

Auf der folgenden Abbildung (Abb. 1) haben wir versucht, aus Einzelmessungen des zentralen Venendrucks in der V. cava superior und des Blutvolumens mit ^{51}Cr-markierten Erythrozyten bei 10 min Mischungszeit,

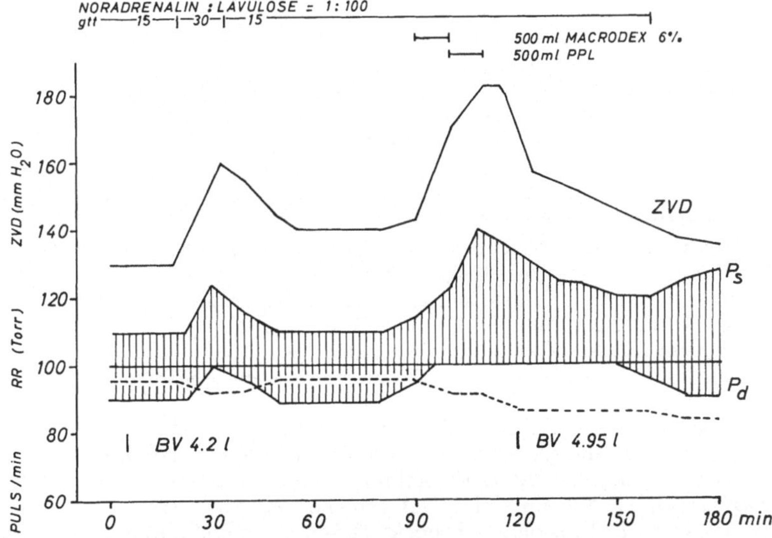

Abb. 2. Änderungen des zentralen Venendruckes unter Noradrenalin-Dauertropf und nach schneller Infusion von Macrodex 6 %® und Plasmaproteinlösung

Anhaltspunkte für eine Blutverschiebung in den intrathorakalen Raum zu gewinnen. Die Vasopressordosis war jeweils so eingestellt, daß sich der systolische Druck zwischen 100 und 140 Torr hielt. Körpergewicht, Größe und Fettanteil und die genaue Vasopressordosis konnten wir nachträglich nicht mehr ermitteln.

Sie sehen, daß niedrigen Blutvolumen-Werten hohe ZVD-Werte entsprechen, und umgekehrt.

Die nächste Abbildung (Abb. 2) veranschaulicht, wie sich der ZVD in Abhängigkeit von der Vasopressordosis ändert und zugleich, wie unter gleichbleibender Noradrenalin-Dosis der ZVD ansteigt, wenn volumenwirksame Infusionslösungen (Macrodex 6%, Plasmaprotein-Lösung) in den Kreislauf eingebracht werden, die infolge der allgemeinen Vasokonstriktion nicht in die mangeldurchbluteten peripheren Gefäßabschnitte abfließen können.

Wir sind uns dessen bewußt, daß das vorgelegte Material lückenhaft ist, nähren indes die Hoffnung, daß aus dem Zuhörerkreis Messungen oder typische Beispiele aufgezeigt werden können.

Abschließend sei zur Ergänzung darauf hingewiesen, daß eine *Abnahme* des ZVD immer dann gefunden wird, wenn es infolge einer peripheren Gefäßerweiterung zum Abstrom von Blut aus dem intrathorakalen Raum kommt [9, 14].

Literatur

1. Feurstein, V.: Anaesthesiologie und Wiederbelebung, Bd. 7. Berlin-Heidelberg-New-York: Springer, 1965.
2. Gauer, O. H., J. P. Henry, and O. H. Sieker: Circulation Res. **4**, 79 (1956).
3. — — Klin. Wschr. **34**, 356 (1956).
4. — Dtsch. med. Wschr. **87**, 1402 (1962).
5. Glaser, E. M. and McMichael: Lancet 1940 II, 230.
6. Guyton, A. C., D. Polizo, and G. G. Armstrong: Amer. J. Physiol. **179**, 261 (1954).
7. Hegemann, G.: In: Allgem. u. spez. chir. Operationslehre, 2. Aufl. Bd. I/2. Berlin-Göttingen-Heidelberg: Springer 1958.
8. Henry, J. P., O. H. Gauer, and H. O. Sieker: Circulation Res. **4**, 91 (1956).
9. Hess, H.: Fortschr. Med. **85**, 278 (1967).
10. Kirchner, E.: Münchn. med. Wschr. **109**, 1846 (1967).
11. Moore, F. D.: Metabolic care of the surgical patient. Philadelphia: Saunders 1961.
12. Rössing, P.: Med. Welt **20**, 1376 (1951).
13. Schwiegk, H. und G. Riecker: Pathophysiologie der Herzinsuffizienz. In: Handb. Inn. Med. Bd. IX/1. Berlin-Göttingen-Heidelberg: Springer 1960.
14. Sjöstrand, T.: Acta physiol. scand. (Stockh.) **26**, 312 (1952).
15. Wiggers, C. J.: Physiology of shock. The commonwealth found, New York 1950.

Filmvorführungen

Während des Symposions fanden zwei Filmvorführungen statt.

Der erste Film: „*Methodik der zentralen Venendruckmessung*“ (Kamera: M. BUCHER) von C. BURRI und M. HALMÁGYI (Basel und Mainz), zeigte die Punktionsstellen der Vena basilica, subclavia und anonyma zur Messung des zentralen Venendrucks in anschaulicher Weise. Besonderen Wert wurde auf die Demonstration der Einfachheit der Meßmethoden mit den für den klinischen Alltag gebräuchlichen Meßgeräten gelegt.

Der zweite Film: „*Die kontinuierliche Messung des Lungenarteriendruckes in der postoperativen Behandlung nach offenen Herzoperationen*“ (Kommentar: T. GRANDJEAN und C. HAHN, Lausanne) berichtete über ein von den Verfassern entwickeltes Gerät, das die Messung des arteriellen und venösen Druckes mit Hilfe eines Polyethylen-Mikrokatheters unter kontinuierlicher Infusion möglich macht. Diese neue Methode erlaubt mit minimalem materiellem Aufwand die Druck-Kontrolle über mehrere Tage hinaus.

Druck: Universitätsdruckerei Mainz GmbH

Erschienene Bände:

1 Resuscitation Controversial Aspecta. Chairman and Editor: Peter Safar. DM 10,—

2 Hypnosis in Anaesthesiology. Chairman and Editor: Jean Lassner. DM 8,50

3 Schock und Plasmaexpander. Herausgegeben von K. Horatz und R. Frey. DM 18,—

4 Die intravenöse Kurznarkose mit dem neuen Phenoxyessigsäurederivat Propanidid (Epontol®). Herausgegeben von K. Horatz, R. Frey und M. Zindler. DM 21,—

5 Infusionsprobleme in der Chirurgie. Unter dem Vorsitz von M. Allgöwer. Leiter und Herausgeber: U. F. Gruber. DM 7,20

6 Parenterale Ernährung. Herausgegeben von K. Lang, R. Frey und M. Halmágyi. DM 19,60

7 Grundlagen und Ergebnisse der Venendruckmessung zur Prüfung des zirkulierenden Blutvolumens. Von V. Feurstein. DM 9,60

8 Third World Congress of Anaesthesiology. DM 24,—

9 Die Neuroleptanalgesie. Herausgegeben von W. F. Henschel. DM 36,—

10 Auswirkungen der Atemmechanik auf den Kreislauf. Von R. Schorer. DM 14,—

11 Der Elektrolytstoffwechsel von Hirngewebe und seine Beeinflussung durch Narkosemittel. Von W. Klaus. DM 20,—

12 Sauerstoffversorgung und Säure-Basenhaushalt in tiefer Hypothermie. Von P. Lundsgaard-Hansen. DM 18,—

13 Infusionstherapie. Herausgegeben von K. Lang, R. Frey und M. Halmágyi. DM 39,60

14 Die Technik der Lokalanaesthesie. Von H. Nolte. DM 6,—

15 Anaesthesie und Notfallmedizin. Herausgegeben von K. Hutschenreuter. DM 48,—

16 Anaesthesiologische Probleme der HNO-Heilkunde und Kieferchirurgie. Herausgegeben von K. Horatz und H. Kreuscher. DM 9,60

17 Probleme der Intensivbehandlung. Herausgegeben von K. Horatz und R. Frey. DM 19,80

18 Fortschritte der Neuroleptanalgesie. Herausgegeben von M. Gemperle. DM 19,80

19 Örtliche Betäubung: Plexus brachialis. Sir Robert R. Macintosh und W. W. Mushin. DM 12,—

20 Anaesthesie in der Herz- und Gefäßchirurgie. Herausgegeben von O. Just und M. Zindler. DM 39,60

21 Die Hirndurchblutung unter Neuroleptanaesthesie. Von H. Kreuscher. DM 19,80

22 Ateminsuffizienz. Von H. L'Allemand. DM 22,—

23 Die Geschichte der chirurgischen Anaesthesie. Von Thomas E. Keys. DM 48,—

24 Ventilation und Atemmechanik bei Säuglingen und Kleinkindern unter Narkosebedingungen. Von J. Wawersik. DM 32,—

25 Morphinartige Analgetica und deren Antagonisten. Von Francis F. Foldes, Mark Swerdlow, and Ephraim S. Siker. DM 68,—

26 Örtliche Betäubung: Kopf und Hals. Von Sir Robert R. Macintosh und M. Osterle. DM 42,—

27 Langzeitbeatmung. Von Ch. Lehmann. DM 24,—

Erschienene e (Fortsetzung):

28 Die Wiederbelebung der Atmung. Von H. Nolte. DM 8,–

29 Kontrolle der Ventilation in der Neugeborenen- und Säuglingsanaesthesie. Von U. Henneberg. DM 19,80

30 Hypoxie. Herausgegeben von R. Frey, K. Lang, M. Halmágyi und G. Thews. DM 48,–

31 Kohlenhydrate. Herausgegeben von K. Lang, R. Frey und M. Halmágyi. DM 18,–

32 Örtliche Betäubung: Abdominal-Chirurgie. Von Sir Robert R. Macintosh und R. Bryce-Smith. DM 38,–

38 Respiratorbeatmung und Oberflächenspannung in der Lunge. Von H. Benzer. DM 16,–

In Vorbereitung:

33 Planung, Organisation und Einrichtung von Intensivbehandlungseinheiten. Herausgegeben von H. W. Opderbecke

35 Säure-Basen-Haushalt. Herausgegeben von V. Feurstein

36 Anaesthesie und Nierenfunktion. Herausgegeben von V. Feurstein

37 Anaesthesie und Kohlenhydratstoffwechsel. Herausgegeben von V. Feurstein

39 Die nasotracheale Intubation. Von M. Körner

40 Ketamine. Herausgegeben von H. Kreuscher

41 Über das Verhalten von Ventilation, Gasaustausch und Kreislauf bei Patienten mit normalem und gestörtem Gasaustausch unter künstlicher Totraumvergrößerung. Von O. Giebel

42 Der Narkoseapparat. Von P. Schreiber